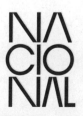

#senta que nem moça

Um guia descomplicado
sobre sexualidade e prazer

MARCELA MC GOWAN

Ilustrações: Pamela Kirsner

Diretor-presidente:
Jorge Yunes

Gerente editorial:
Luiza Del Monaco

Editor:
Ricardo Lelis

Assistente editorial:
Julia Tourinho

Suporte editorial:
Juliana Bojczuk

Preparação de texto:
Maria Ávila Berriel

Revisão:
Mel Ribeiro
Laila Guilherme

Coordenadora de arte:
Juliana Ida

Projeto gráfico de capa e miolo:
Valquíria Palma

Imagem da capa:
Arquivo pessoal da autora

Ilustrações de miolo:
Pamela Kirsner

Assistentes de arte:
Daniel Mascelani
Vitor Castrillo

Gerente de marketing:
Carolina Della Nina

Analista de marketing:
Michelle Henriques

Assistente de marketing:
Heila Lima

© Marcela Mc Gowan, 2021
© Companhia Editora Nacional, 2021

Todos os direitos reservados. Nenhuma parte desta obra pode ser reproduzida ou transmitida por qualquer forma ou meio eletrônico, inclusive fotocópia, gravação ou sistema de armazenagem e recuperação de informação sem o prévio e expresso consentimento da editora.

1ª edição – São Paulo

DADOS INTERNACIONAIS DE CATALOGAÇÃO NA PUBLICAÇÃO (CIP) DE ACORDO COM ISBD

G722s	Mc Gowan, Marcela
	Senta que nem moça / Marcela Mc Gowan ; ilustrado por Pamela Kirsner. - São Paulo, SP : Editora Nacional, 2021. 256 p. ; 16cm x 23cm.
	ISBN: 978-85-04-02189-9
	ISBN: 978-65-5881-015-5 (pré-venda)
	1. Sexualidade. 2. Mulheres. I. Kirsner, Pamela. II. Título.
2021-2726	CDD 306.76
	CDU 316.346.2

Elaborado por Vagner Rodolfo da Silva - CRB-8/9410

Índice para catálogo sistemático:
1. Sexualidade 306.76
2. Sexualidade 316.346.2

Rua Gomes de Carvalho, 1306 – 4º andar – Vila Olímpia
São Paulo – SP – 04547-005 – Brasil – Tel.: (11) 2799-7799
editoranacional.com.br – atendimento@grupoibep.com.br

Sumário

PARA INÍCIO DE CONVERSA — 7

1. Sexualidade feminina: de onde viemos e para onde estamos indo — 14

2. Autoimagem e sexualidade: o que você vê no espelho? — 30

3. Virgindade: como perder algo que não existe? — 54

4. Anatomia do prazer: o que nunca te ensinaram sobre o seu corpo — 72

5. Ciclo de resposta sexual: como funciona o nosso corpo, do desejo ao orgasmo — 92

6. Desejo: ajustando a engrenagem que move a sexualidade — 104

7. Orgasmo: o caminho não pavimentado para "chegar lá" — 118

8. Masturbação: o prazer está em suas mãos — 142

9. Prevenção: sexo é bom, mas sexo seguro é ainda melhor — 158

10. Fantasias sexuais: convidando a imaginação para entrar no jogo — 196

11. Pornografia: o que perdemos com a educação pela indústria pornográfica — 210

12. É o fim da monogamia? Entendendo novas formas de se relacionar — 234

13. Falar é preciso: o que sexo e diálogo podem fazer pelo seu prazer — 246

CONSIDERAÇÕES FINAIS
Sexualidade: uma jornada sem fim — 266

AGRADECIMENTOS — 268

REFERÊNCIAS — 269

PARA AS MULHERES QUE VIERAM ANTES DE NÓS,
QUEBRANDO BARREIRAS, ARDENDO EM FOGUEIRAS
E ABRINDO CAMINHOS PARA NOSSA LIBERDADE!

Para início de conversa...

Escrevi esse livro com a intenção de ajudar você no seu caminho de autoconhecimento. Espero que ele sirva de inspiração e incentivo para você investigar sua sexualidade e para se empoderar por meio dela.

Mas, antes de tudo, quero propor alguns acordos e esclarecer algumas questões, ok? São pequenos lembretes que gostaria de deixar aqui, já no começo da nossa jornada, para que eles acompanhem você durante toda a leitura.

Vamos começar com alguns conceitos essenciais.

SEXO BIOLÓGICO

Quando usamos essa expressão, estamos falando basicamente de características físicas, com as quais nascemos, incluindo cromossomos, hormônios, a presença ou não de um pênis e/ou vagina. Por esse critério, os seres humanos podem ser classificados em macho, fêmea e intersexual.

GÊNERO

Já o gênero é uma construção social, ou seja, um conjunto de características e expectativas colocadas nas pessoas com base em seu sexo biológico, determinando como a pessoa deve aparentar fisicamente, se comportar, se expressar, se vestir etc. Por exemplo, quando nasce um bebê, se o médico, com base no sexo biológico da criança, anuncia ser uma menina, imediatamente uma série de expectativas já são colocadas sobre ela. Espera-se que tenha cabelos longos, use saia, não jogue bola, entre outras coisas.

Nossa sociedade é construída com base no que chamamos de um sistema binário de gênero, no qual as possibilidades são apenas duas: homem e mulher. Atualmente, no entanto, sabemos que as possibilidades não se esgotam aí.

IDENTIDADE DE GÊNERO

Consiste em como uma pessoa se identifica em relação aos gêneros construídos socialmente. Por esse critério, uma pessoa pode ser classificada como cisgênero, transgênero, não binário, entre outras.

Cisgênero (ou simplesmente cis) se refere a pessoas cujo gênero com o qual se identifica é o mesmo que o designado em seu nascimento. Ao nascer, uma pessoa é designada homem ou mulher de acordo com seu sexo. Se, ao longo da vida, ela se entender/se identificar com mesmo gênero atribuído ao momento do nascimento, então ela é cisgênera.

Transgênero (ou simplesmente trans) é o termo utilizado para se referir a uma pessoa que não se identifica com o gênero ao qual foi designado em seu nascimento. Como mencionado acima, uma pessoa que nasce com um pênis é considerada homem e uma pessoa que nasce com uma vagina, mulher. Contudo, algumas pessoas percebem que se identificam mais com o outro gênero, passando então a viver da forma que faz com que se sintam melhores consigo mesmas. Dessa forma, podemos utilizar a expressão "mulher trans" para se referir a alguém que foi designado homem, mas se entende como uma figura feminina. Já a expressão "homem trans" é indicado para tratar uma pessoa que foi designada mulher, mas se identifica com o gênero masculino.

Não binário, por definição, é o termo que se refere à pessoa que não se identifica nem com o gênero masculino nem com o gênero feminino.

Há ainda pessoas que não se identificam com nenhum gênero (agênero), pessoas de gênero fluído, que passeiam entre os gêneros, e muitas outras possibilidades.

Eu sei que tudo isso é novo e muitas vezes surgem dúvidas e inseguranças sobre como devemos nos referir a essas pessoas. A minha orientação, nessas situações, é: sempre busque utilizar o pronome que condiz com o gênero com o qual a pessoa se identifica. Sendo assim, para um homem trans, por exemplo, você irá usar ele/dele. Se tiver alguma dúvida em relação a isso, pergunte como a pessoa prefere ser tratada.

ORIENTAÇÃO SEXUAL

Orientação, não opção. Afinal, não é algo que a pessoa escolhe. A orientação se refere ao desejo da pessoa, para quem ele é direcionado, por quem a pessoa se sente afetiva e sexualmente atraída. Aqui, as pessoas podem ser heterossexuais, homossexuais (lésbicas e gays), bissexuais, pansexuais e assexuais. Tenho como objetivo, neste livro e em todo meu trabalho, colaborar para derrubar a heteronormatividade compulsória.

Vale ressaltar, ainda, que identidade de gênero e orientação sexual são coisas distintas. O primeiro tem a ver com como alguém se identifica e o segundo diz respeito a por quem esse alguém se atrai. Portanto, um homem trans que se envolver com mulheres é um homem trans heterossexual.

Agora vamos a sigla LGBTTQIAP+:

- Lésbicas: mulheres que se sentem atraídas afetiva e sexualmente por outras mulheres.

- Gays: homens que se sentem atraídos afetiva e sexualmente por outros homens.

- Bissexuais: pessoas que se sentem atraídas afetiva e sexualmente por mais de um gênero. Isso não quer dizer atração apenas por homens e mulheres, pois contempla as diversas possibilidades de gênero.

- Transgêneros: pessoas que se identificam com um gênero diferente do que foi designado em seu nascimento.

- Travesti: pessoa que foi designada homem no seu nascimento, mas se entende como uma figura feminina. Durante muito tempo, o termo foi utilizado de forma pejorativa, no entanto, o conceito vem sendo ressignificado e ganhou peso político. Por isso, há pessoas que afirmam com muito orgulho que são travestis. A diferença, portanto, entre uma mulher trans e uma travesti está na identificação pessoal de cada uma.

- Queer: termo guarda-chuva usado por pessoas que não seguem o padrão cis heteronormativo imposto pela sociedade. Portanto, ele serve para qualquer pessoa LGBTTQIAP+. Atualmente, ele é mais usado por pessoas que não se sentem contempladas nas siglas já existentes.

- Intersexuais: pessoas que nascem com uma anatomia reprodutiva ou sexual que não corresponde às definições típicas de mulher ou homem. Antigamente eram chamados de hermafrodita, mas esse é um termo pejorativo que não se usa mais.

- Assexuais: pessoas que não sentem atração sexual por outras pessoas, independentemente de gênero. Isso não significa que não há, em hipótese alguma, a possibilidade de essa atração surgir, seja ela apenas afetiva, apenas sexual ou ambas.

- Pansexuais: pessoas que sentem atração por todos os gêneros.

- Mais (+): engloba todas as inúmeras outras possibilidades de identidade de gênero e orientações que o amor permite.

Por fim, vamos firmar alguns acordos e esclarecer alguns pontos em relação aos conceitos que apresentei e que são muito importantes para a sua experiência de leitura.

GÊNERO

Busquei, ao longo de todo o livro, ser inclusiva e cuidadosa com os termos e conceitos, pois entendo a importância de sua compreensão e consideração. Reconheço e reforço que existem muitas possibilidades de ser mulher, abrangendo aspectos que vão muito além da genitália. Infelizmente, por questões didáticas, não é possível abordar todas elas em um único livro. Portanto, alguns recortes foram necessários. Muitos dos estudos aqui citados contemplam apenas mulheres cis e alguns capítulos abordam especificamente corpos com vulvas. Isso, de maneira alguma, tem a intenção de negar a existência de mulheres com pênis ou mesmo de homens com vulva, bem como todas as outras possibilidades de gênero.

ORIENTAÇÃO SEXUAL

A norma sexual que coloca como correta apenas a relação entre homem e mulher não se verifica na prática, nem faz sentido. Há muitas formas de se relacionar. A relação sexual, aliás, não se restringe apenas ao ato com penetração. Falaremos disso de forma aprofundada mais para frente, mas já deixo aqui lembrete de que, enquanto estivermos falando de relacionamentos e relações sexuais, estamos abordando toda a gama de possibilidades existentes.

ETARISMO

Há, erroneamente, a ideia de que apenas mulheres jovens exercem de forma saudável a sua sexualidade. Muitas mulheres mais velhas deixam, inclusive, de fazer sexo por conta dessa imposição sociocultural. A missão desse livro é quebrar barreiras para que toda e qualquer mulher se sinta acolhida, desejável e, claro, desejante. Só pontuarei idade quando for, de fato, importante para o contexto do que está sendo compartilhado.

LIBERDADES SEXUAIS E AFETIVAS

A monogamia não deve ser a regra, o amor romântico não deve ser a lei. Existem inúmeras formas de se relacionar sexual e afetivamente. Então, façamos o exercício de extrapolar essa ideia que também nos foi imposta. Assim, você já sabe: ao falarmos de relacionamento ou relação, estamos considerando a enorme variedade de arranjos possíveis.

DIVERSIDADE DE CORPOS

De uns anos para cá, estamos vendo fotos e ilustrações de corpos de mulheres ganharem as redes sociais num movimento de empoderamento muito necessário. Mas você já percebeu como ainda há um padrão? Por exemplo, as vulvas retratadas são sempre brancas, sem pelos e com lábios miúdos. Neste livro, tentamos ser diferentes, cuidando para que as ilustrações representem, de fato, a diversidade de mulheres e vulvas que há por aí. Aproveito para convidar você a fazer o exercício de desconstrução aí do outro lado também. Sempre que pensar em mulheres e seus corpos, se esforce para que *diversidade* seja palavra de ordem.

Em resumo, eu desejo, acima de tudo, que você se sinta contemplada e acolhida — independentemente de idade, identidade de gênero, raça, orientação sexual. Nossas vivências não as mesmas, nem nossos corpos, por isso espero também que este livro seja apenas o primeiro passo de uma jornada muito mais ampla, abrindo novas discussões, questionamentos e estudos. Vamos juntas!

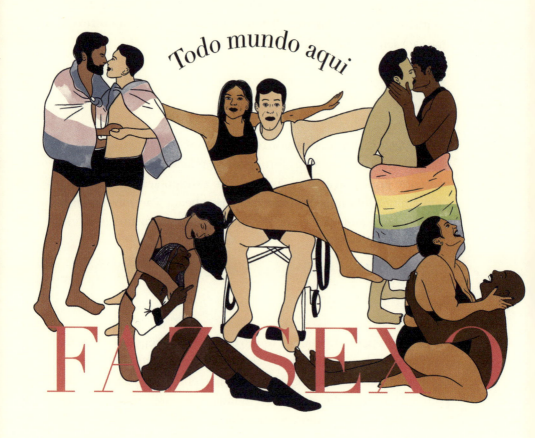

1. Sexualidade feminina:

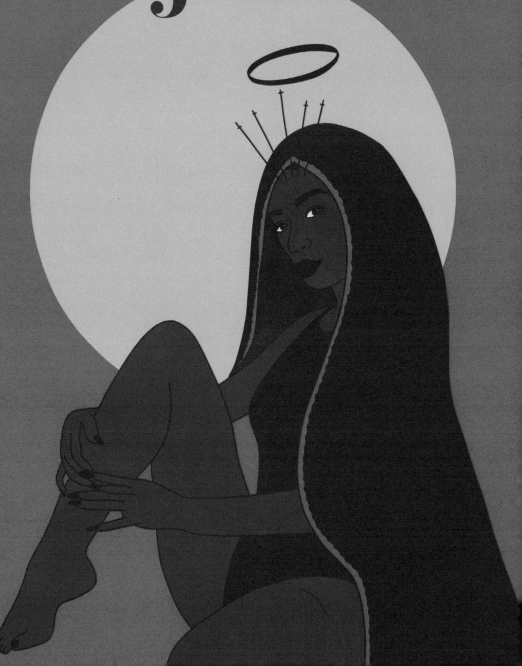

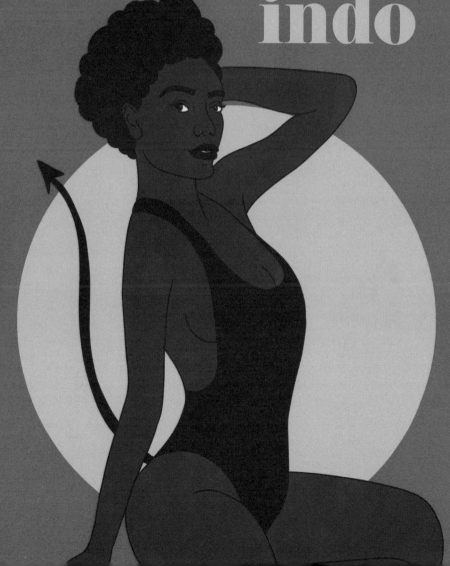

Gostaria de iniciar este livro contando brevemente o que me trouxe até aqui.

Durante os anos de minha formação como médica e da especialização em ginecologia, fui contemplada com pouquíssima informação sobre sexualidade feminina. Nos atendimentos que presenciava, ficava claro que o tema era evitado: quando a paciente apresentava alguma dúvida ou questionamento, o tópico era rapidamente mudado. Percebendo essa lacuna, busquei aprender sobre o assunto. Por três anos, estudei Sexualidade Humana e Terapia Sexual na Universidade de São Paulo, o que abriu um novo universo que eu até então desconhecia e me instrumentalizou com informações para realizar diagnósticos e tratamentos de questões sexuais.

No entanto, ao iniciar minha prática clínica, rapidamente percebi que o problema era bem maior do que eu imaginava. Muitas e muitas mulheres apareciam com queixas sexuais, a maioria delas sem qualquer alteração biológica. Mas, mesmo sem diagnóstico, a insatisfação com a própria vida sexual era algo frequente. Ao buscar os motivos disso, ficou claro que elas eram muito desconectadas do seu corpo e da sua sexualidade. A socialização das mulheres nos privou de informações sobre nosso corpo, nos limitou a sermos desejáveis, e não desejantes, e nos desautorizou a sentir prazer.

Somos educadas para ser obedientes, boazinhas, passivas, ter bons modos e controlar nossas próprias vontades. Ouvimos frases como "isso não é coisa de menina", "tira a mão daí" e até "SENTA QUE NEM MOÇA" desde sempre. Sexo não é para nós, ele só existe para o outro; é algo que devemos guardar para um dia "dar" para alguém, no caso, um homem. Uma mulher que deseja algo mais é tachada como uma mulher que "não presta" e "não se valoriza". Essas mensagens são armazenadas em nosso inconsciente a vida toda e ecoam em nossos pensamentos mesmo depois de adultas. Basta querer algo mais que nos vem a ideia, de forma consciente ou inconsciente, de que isso não é certo.

Minha proposta com este livro é colaborar para gerarmos uma mudança nessa realidade. Mas, para entender para onde vamos, é necessário saber de onde viemos, por isso, para começar essa jornada, quero propor que a gente olhe um pouquinho para trás. Vamos juntas?

De deusas a bibelôs

Houve uma época diferente, em que a mulher possuía um lugar de destaque. Nos pequenos grupos que viviam da caça, da pesca e da coleta de frutos locais, a mulher era considerada um ser sagrado, com o papel de gerar outros seres. A fertilidade e feminilidade eram cultuadas, e acreditava-se que as mulheres engravidavam dos deuses, o que lhes garantia poder de decisão à frente de seus grupos.

No Período Neolítico, as sociedades nômades tornaram-se sedentárias, ou seja, em vez de se deslocarem em busca de sustento, passaram a se organizar em aldeias, plantando alimentos e criando animais. Ao observarem os animais, os homens percebem sua função biológica e sua participação na reprodução. E é nesse momento que as coisas começam a mudar: para garantir que os filhos eram seus, os homens passam a controlar a sexualidade feminina.

A monogamia passa a ser imposta às mulheres, que, com a instituição do casamento, se tornam propriedade do homem. A mulher é obrigada a sair virgem das mãos do pai para as mãos do marido, e o adultério ou um filho fora do casamento são considerados transgressões inaceitáveis, passíveis de punições que incluem a morte.

Cada vez mais submissa e dependendo dos homens em todos os aspectos, a mulher não tem vez nem voz em nenhum assunto, no âmbito público e no privado. São vistas como um útero que poderia receber a genética do poder masculino e gerar muitos filhos, que serviriam como soldados ou mão de obra barata. Era por meio dos nossos corpos que se perpetuava o patriarcado, dominante até hoje.

O QUE É O PATRIARCADO?

Patriarcado é uma sociedade, um sistema social, no qual os homens detêm e mantêm o poder. Isto é, eles predominam nas funções de liderança e têm uma autoridade moral que os torna

> socialmente considerados superiores ao restante da sociedade. Por causa do patriarcado, por exemplo, os homens são maioria nos cargos de liderança e nas representações políticas, têm os salários mais altos que os das mulheres e são respeitados por sua autoridade masculina, entre outros privilégios.

Se repararmos bem, a história é contada e dominada por homens. Na escola, quando abríamos os livros, eram eles que conquistavam, ditavam as regras, fundavam nações e começavam guerras. Às mulheres cabia o recato da vida privada, sendo permitidos apenas assuntos corriqueiros que não colocassem em risco a hegemonia masculina. Não tínhamos espaços de discussão. Eles pertenciam a pensadores homens que não hesitavam em lançar ideias degradantes sobre a existência feminina.

Os filósofos gregos Platão e Aristóteles argumentavam, por exemplo, que a mulher não era mais que "um erro da natureza". Platão chegou a sugerir que a mulher seria a reencarnação da alma de um homem que não teria sido íntegro o suficiente em uma vida anterior e, por isso, recebia o castigo de voltar como mulher.

E teve ainda Jean-Jacques Rousseau, que definiu a existência feminina como uma condição esquizofrênica: a mulher é uma santa ou uma tentadora. Essa divisão parece familiar, não é? Claro que sim, sofremos com ela até hoje. E foi a religião que enraizou a noção de que a mulher precisa ser casta para ter valor perante a sociedade.

Sexo frágil

Na Idade Média, conceitos religiosos mudaram a visão humana sobre a sexualidade, principalmente no que diz respeito à sexualidade feminina, e tornaram o sexo uma prática suja, pecaminosa e imoral. Os homens passaram a odiar o seu objeto de desejo, e assim as mulheres foram bruscamente rebaixadas, associadas à ideia de tentação, de libertinagem, de pecado. A mulher era um ser frágil que foi criado a partir da costela de Adão. Assim, como descendentes de Eva, aquela que levou toda a humanidade a cair, nós estaríamos mais propensas ao mal e ao pecado.

Aos olhos dos dogmas religiosos, o corpo feminino não pertence à mulher. Ele está sob a influência de Deus ou sob a influência do Demônio. Quando atrelado ao mal, o corpo da mulher cede aos desígnios da carne. Apaixonada, desejante, ela vira, então, uma ameaça. É Eva tentando Adão. Já quando entregue ao bem, ela é a Virgem Maria, um símbolo maternal, da entrega, da castidade e da pureza. A mensagem histórica que recebemos é que, para alcançar o ideal imposto socioculturalmente, é preciso domesticar a sexualidade. A mulher exemplar é aquela que gera filhos, cuida do marido e administra o lar. Para isso, nosso corpo precisa ser submisso.

A CAÇA ÀS BRUXAS

A caça às bruxas é um acontecimento histórico que surgiu no final Idade Média e durou mais de quatro séculos, de 1450 a cerca de 1750, e se passou principalmente na Europa. Em uma tentativa de se manterem no poder, as Igrejas Católica e Protestante, com amparo jurídico do Estado, estabeleceram uma Cruzada e instauraram os "tribunais da Inquisição". Nesse período, estima-se que aproximadamente 9 milhões de pessoas foram acusadas, julgadas e mortas. Dessas, mais de 80% eram mulheres, incluindo crianças e moças que haviam "herdado esse mal".

AFINAL, QUEM ERAM AS BRUXAS?
As bruxas eram parteiras, enfermeiras e curandeiras: mulheres que conheciam e sabiam como usar plantas medicinais

para curar enfermidades e epidemias nas comunidades em que viviam e, consequentemente, tinham um grande poder social. Também eram bruxas as mulheres com alguma deficiência física, idosas, com algum distúrbio psicológico, viúvas, que não tinham filhos, solteiras ou que houvessem ferido o ego de homens poderosos, desobedecido o marido ou despertado desejo em padres celibatários. Qualquer motivo servia para acusar uma mulher de bruxaria.

Depois de presas, elas eram consideradas culpadas até provarem sua inocência. Na tentativa de obter uma confissão do crime (assumir que era uma bruxa), os inquisidores torturavam essas mulheres de diversas formas: perfuração da língua, imersão em água quente, surras violentas, estupros com objetos cortantes, entre outras. Algumas práticas absurdas eram usadas para "comprovar" a bruxaria, como a perfuração do corpo da vítima com agulhas para encontrar uma região indolor — que teria sido "tocada pelo diabo"— ou raspar os pelos de todo o corpo em busca de marcas do diabo, que podiam ser verrugas, sardas ou até o clitóris, que, segundo os estudiosos da época, foi descrito como "o bico do seio do diabo". As mulheres que confessavam seus atos de bruxaria eram estranguladas antes de terem seus corpos queimados — considerada uma morte com mais misericórdia. Já as que insistiam na inocência eram queimadas vivas em fogueiras, geralmente montadas em praças públicas.

Estudiosos afirmam que a caça às bruxas foi um verdadeiro genocídio do sexo feminino. Por afrontarem o patriarcado ao manifestar conhecimentos medicinais e relevância social, desafiar padrões e lutar por realizações pessoais, milhares de mulheres, na Europa, tiveram como destino a fogueira. Atualmente, mulheres não são mais queimadas vivas em espetáculos públicos, mas qualquer uma que subverta a ordem patriarcal tem de enfrentar as fogueiras simbólicas da nossa sociedade.

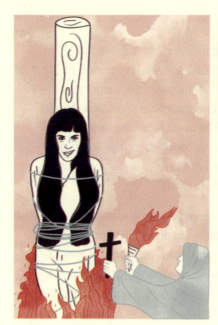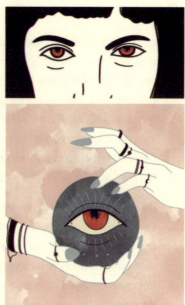

As patologias da mulher

A Era Vitoriana (1837-1901) foi um importante marco na história da sexualidade. Nessa época, a sexualidade humana recebeu muita atenção de estudiosos e surgiram inúmeras teorias sobre o assunto. Para as mulheres, foi um período de extrema repressão, com uma vida restrita ao lar. Meninas e mulheres passavam a maior parte do tempo no espaço privado e eram excluídas do convívio social para aprenderem a ser religiosas, submissas ao homem e dedicadas à casa e aos filhos. Ou seja, perfeitas e angelicais aos olhos da sociedade vitoriana.

Isso se refletiu nas teorias da época, e surgiram as chamadas "patologias de mulher", como a histeria. A histeria era vista como algo inerente às mulheres e uma consequência da presença do útero (a palavra *hystera*, inclusive, significa útero). Estudiosos defendiam que a má condução do sangue nesse órgão afetava diretamente as funções exercidas pelo cérebro. Uma suposta combinação de sexualidade excessiva e fraqueza moral provocaria declínios na mente feminina. Segundo os médicos Freud e Breuer, a histeria nas mulheres era fruto de problemas mentais relacionados ao sexo.

A sexualidade feminina foi extremamente reprimida. Às mulheres só era dado o direito de servir e procriar, e o prazer sexual era permitido somente aos homens, o que tornava o sexo mecânico e insatisfatório para elas. A mulher ideal era aquela que desprezava os prazeres da carne e servia seu marido sem questionar. Mulheres sexualmente ativas que deixavam seus desejos aflorarem eram vistas como maléficas e perigosas. O desejo feminino era desprezado, e o gozo de uma mulher sem a presença masculina era intolerável.

A ciência era usada para justificar o egoísmo masculino no sexo. Sigmund Freud, por exemplo, dividia o orgasmo em dois tipos, clitoriano e vaginal, reforçando que a mulher que se excitava com a manipulação do clitóris na juventude deveria, com o amadurecimento, ter orgasmo vaginal. Para ele, mulher que não tivesse orgasmo com penetração era imatura, sendo, portanto, a culpada por não atingir o orgasmo apenas com a penetração do marido. O clitóris perdeu importância, e a masturbação foi condenada e considerada causadora de doenças. Em alguns casos, mulheres foram hospitalizadas para conter seus impulsos sexuais, sendo algemadas e tendo aparelhos instalados entre as coxas para impedir o toque, e em raras vezes indicava-se até a retirada ou cauterização do clitóris.

Até que algumas mulheres inconformadas com essa situação deram início à luta contra a repressão e partiram em busca dos seus direitos. Assim, o final do século XIX foi o início de um processo longo de libertação da mulher.

O movimento feminista

A passagem do século XIX para o XX ficou marcada pelo surgimento do movimento feminista, quando depois de um longo período de discriminação e falta de reconhecimento social, as mulheres ganharam voz em todo o mundo na luta por seus direitos. O movimento feminista surgia como a possibilidade de libertação da mulher em todas as esferas: na vida privada, doméstica e sexual, no trabalho, na educação e na política. Com ele, alguns padrões foram quebrados e as mulheres começaram a ganhar espaço na sociedade, com seus valores e direitos parcialmente reconhecidos.

Uma das lutas mais marcantes da época foi o movimento sufragista, que abrangeu mulheres de todas as classes sociais e se prolongou, nos Estados Unidos e na Inglaterra, por sete décadas. O sufrágio feminino era um movimento social, político e econômico de reforma que tinha o objetivo de estender o direito de voto às mulheres. Desde então, com essa luta, as mulheres tiveram várias conquistas, como o direito à propriedade, à educação, ao trabalho e ao governo democrático.

As duas grandes guerras mundiais foram responsáveis pelo ingresso massivo de mulheres no mercado de trabalho. Indiretamente, as guerras favoreceram a emancipação feminina porque, com a ida dos homens aos campos de batalha, elas são inseridas no mundo público e podem exercer qualquer profissão, provocando mudanças de comportamento irreversíveis.

MÍSTICA FEMININA

Nos Estados Unidos, o término da Segunda Guerra e o retorno dos homens dos campos de batalha, traumatizados pela violência e pela barbárie, provocaram uma busca pelo conforto do lar, ou seja, uma casa no subúrbio, vários filhos e uma esposa dedicada a ele. Para que isso fosse possível, era necessário mover as estruturas novamente depois de períodos marcados pela emancipação feminina — seja com a conquista do voto feminino nos anos 1920 ou com o trabalho remunerado durante a guerra. Desse modo, foram necessários esforços para instalar a crença de que as mulheres só conseguiam se sentir realizadas se dedicando a cuidar da casa, do marido e dos filhos.

Os homens voltaram a ocupar o mercado de trabalho e a identidade feminina era novamente atrelada aos afazeres domésticos, à educação dos filhos e à realização sexual com o marido. Milhares de mulheres foram demitidas e tantas outras abandonaram seus postos de trabalho nas fábricas, nas lojas e na mídia impressa. Mesmo que pudessem exercer uma profissão ou buscar mais qualificações acadêmicas, a maioria das jovens preferia se casar e se dedicar à vida doméstica. As mulheres que escolheram seguir uma carreira, ainda que tivessem constituído família, eram vistas como masculinizadas porque "queriam ser homens".

Essa visão de mundo era reforçada o tempo todo na mídia, em revistas femininas, pelos cientistas sociais e educadores. Todos compactuavam com a ideia de que as mulheres só deveriam se interessar por assuntos que tivessem alguma relação com seu lar e sua família, ficando de fora qualquer outro, como política, economia e artes.

Segundo Betty Friedan, autora do livro *A mística feminina*, essa pressão acabou resultando em uma crise de identidade em muitas mulheres que sentiam não pertencer à realidade em que viviam, com relatos de sentimentos de vazio e tristeza. O livro foi um marco histórico, pois desmistificou o papel das mulheres na sociedade da época e contribuiu para que elas revivessem a luta por seus direitos, estimulando a segunda onda do feminismo.

REVOLUÇÃO SEXUAL

A segunda onda do feminismo trouxe discussões pautadas na teoria de que nosso sexo biológico e nossas funções reprodutivas foram determinantes na exploração feminina, com a luta por direitos reprodutivos e discussões acerca da sexualidade.

Essa época ficou marcada também pela revolução sexual, uma forma de pensar sobre a liberdade sexual que desafiou a moral tradicional. Um dos grandes gatilhos dessa fase foi a pílula anticoncepcional. Com ela, as mulheres tinham acesso fácil e seguro à contracepção, garantindo mais autonomia para desvincular sexo de reprodução e permitindo que desfrutassem do prazer sem os riscos de uma gestação indesejada.

SEXUALIDADE E RACISMO
(COM A COLABORAÇÃO DE CAROLINE FIGUEIREDO, ESCRITORA E CRIADORA DE CONTEÚDO)

Precisamos agora levantar uma questão importantíssima: quase toda a história que contei até aqui faz referência a corpos brancos. Sabemos que a realidade de mulheres negras foi — e é — ainda mais opressora. Durante um bom tempo, o movimento feminista não teve uma abordagem interseccional e racial, ou seja, não levou em conta a dupla discriminação sofrida pelas mulheres negras, de gênero e de raça. Com raras exceções, as manifestações eram lideradas por mulheres brancas de classe média alta que não pautavam as especificidades das mulheres negras. Um exemplo relevante dessa situação foi a atuação das sufragistas: enquanto mulheres brancas lutavam pelo direito ao voto, as mulheres negras batalhavam para poder existir.

A pressão exercida sobre o corpo e a sexualidade feminina têm proporções e variações diferentes de acordo com as interseccionalidades de cada mulher. Assim, variações sociais e culturais fazem com que mulheres negras sofram efeitos específicos do machismo. Enquanto a mulher branca tem seu corpo assexuado, a mulher negra passa pelo que chamamos de hipersexualização do corpo, sendo vista como objeto sexual sempre à disposição.

Essa perspectiva foi muito difundida a partir do período escravagista, em que as mulheres escravizadas eram usadas para satisfazer as necessidades sexuais dos senhores. Atualmente observamos, com tristeza, que desde muito nova a criança negra tem seu corpo sexualizado. Os indicadores de violência sexual e exploração sexual infantil comprovam essa informação: segundo dados do Disque Denúncia nacional, crianças negras são as maiores vítimas de exploração sexual no Brasil, representando 57,5% dos casos denunciados.

E não para por aí. Uma pesquisa americana realizada pelo The Georgetown Law Center on Poverty and Inequality mostrou que adultos veem meninas negras como menos inocentes do que meninas brancas da mesma idade. A percepção recai sobre todos os estágios da infância, começando aos cinco anos e se acentuando dos 10 aos 14 anos. Na leitura de Rebecca Epstein, uma das autoras do estudo, os dados demonstram que, pelo discernimento dos entrevistados, "as meninas negras precisam de menos proteção, menos acolhimento e são mais independentes e sabem mais sobre sexo do que as meninas brancas". É um entendimento muito preocupante, porque, além de fazer com que as crianças negras recebam menos cuidados, faz com que seus corpos sejam alvos fáceis de violência física e sexual. Há uma roda de opressão, desigualdade e violência que se retroalimenta: no Brasil, por exemplo, dados do governo federal mostram que a maior parte das adolescentes grávidas é negra, possui baixo poder aquisitivo e tem baixa escolaridade.

Quando o assunto é o corpo e a sexualidade das mulheres negras, há um grande paradoxo: por um lado, há uma invisibilidade do corpo negro feminino, pois na mídia, em filmes e em revistas prevalece o estereótipo de mulheres brancas como desejável. Mamilos, axilas e genitais negros, por exemplo, não são considerados atraentes, havendo, inclusive, uma infinidade de produtos para clarear essas áreas. Por outro lado, há uma fetichização de corpos negros e a ideia de que a mulher negra tem um "sabor" exótico, pecaminoso e mais apimentado, bom para ser experimentado, mas não para relações monogâmicas ou para o casamento. Quem nunca ouviu falar que a mulher negra tem a "cor do pecado"?

É comum ouvir de uma mulher negra que ela nunca foi assumida em seu relacionamento ou que isso aconteceu pouquíssimas vezes em sua vida. Esse lugar de sexualidade na vida das mulheres negras nem sempre — ou quase nunca — vai se aliar ao lado afetivo. O que acontece na vida dessas mulheres é uma desumanização, pois são vistas apenas como um corpo que tem o objetivo de proporcionar prazer. Como uma pessoa que serve apenas para sexo poderia ser digna de amor? Pois é... Para piorar a situação, a desumanização do corpo negro feminino impacta não apenas as relações amorosas, mexendo diretamente com o psicológico de meninas e mulheres negras que, assim, ficam mais frágeis e ainda mais propícias a passar por abusos psicológicos e sexuais.

O corpo negro feminino se desenvolve com o estigma da promiscuidade, que desumaniza, rouba momentos preciosos e empurra mulheres negras para uma realidade que é "premeditada" para elas. Quando você é resumida apenas ao sexo e ao corpo, sua mente tende a aceitar que você não pode ser mais do que isso. No Brasil, um país em que o desemprego bate recordes e as negras são a maioria das mulheres desempregadas, podemos traçar um paralelo diante dos fatos. A sociedade que acredita que mulheres negras servem apenas para o sexo é a mesma que não proporciona emprego, educação, capacitação e dignidade.

Para meninas e mulheres negras, a sexualidade não será um lugar negado, como é para meninas e mulheres brancas. Ao contrário, será uma imposição, que vai impactar não só o âmbito sexual, mas em todos os âmbitos de sua vida.

A sexualidade feminina não pode ser entendida de forma homogênea. Afinal, somos negras, indígenas, asiáticas, mulheres com deficiência, obesas, e é importante que a gente faça todos os recortes para compreender as pressões e opressões que nossos corpos sofrem. Ouvir, aprender e discutir outras realidades é urgente para entender as demandas de cada grupo de mulheres e, a partir daí, garantir que lutemos até conquistar todos os nossos direitos. Uma coisa todas temos em comum: seja pela privação da sexualidade ou pela hipersexualização, fomos e somos constantemente privadas do desenvolvimento pleno e autônomo da nossa sexualidade. E é nisso que eu espero que este livro possa nos ajudar. Com informações sobre nossos corpos e prazeres, poderemos ter mais autonomia em nossas decisões.

Muito se fala sobre uma nova revolução sexual, e há estudiosos que acreditam que estamos passando por ela neste momento. Essa revolução teria as mulheres como protagonistas e o prazer feminino como pauta principal. Caminhamos para uma realidade de mais liberdade e menos julgamento.

No entanto, de acordo com uma pesquisa publicada pela *Archives of Sexual Behavior*, 60% das mulheres heterossexuais em idade sexualmente ativa já fingiram ter um orgasmo, e para 55% delas essa é uma prática frequente. Dados como esses nos mostram que, apesar dos avanços, ainda temos muito chão pela frente. É preciso, sim, comemorar as vitórias — a pílula anticoncepcional, as discussões sobre maternidade, os debates sobre masturbação e, claro, a luta, ainda necessária, pelo direito ao aborto seguro. Mas, para além das conquistas, ainda é muito difícil para a maioria das mulheres refletir e falar sobre seus desejos mais íntimos. Então, como podem ser incentivadas a investigar? Como fazer com que mulheres descubram seus corpos e se vejam como seres desejantes quando insistem em nos dizer que não podemos desejar nada?

O primeiro passo é desconstruir todo esse histórico que carregamos em nosso corpo e nossa mente para, em seguida, reconstruir nossa sexualidade de maneira positiva. Espero que este livro sirva para iluminar seu caminho de autoconhecimento. Que inspire e incentive você a investigar sua sexualidade e a se empoderar por meio dela. Somos protagonistas das nossas vontades. É nisso que eu aposto, e é isso que eu almejo para você. É um prazer fazer parte dessa jornada. Boa leitura!

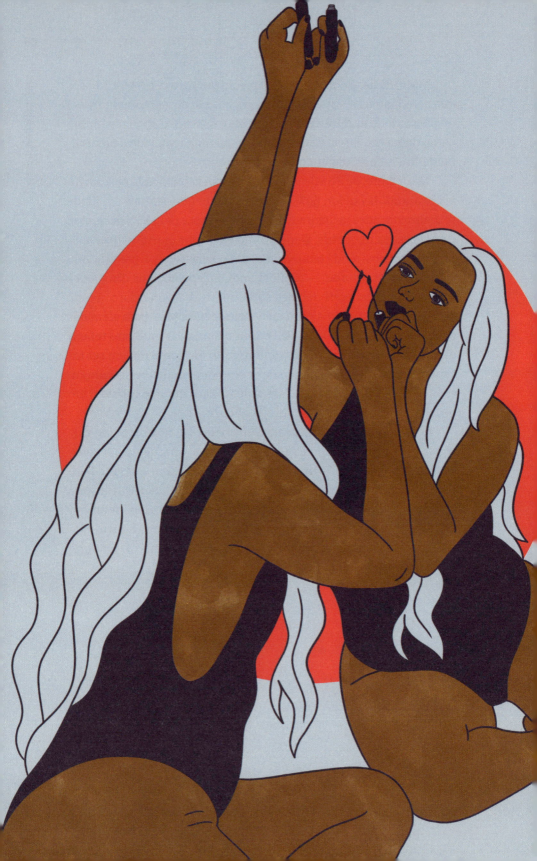

2.
Autoimagem e sexualidade:
o que você vê no espelho?

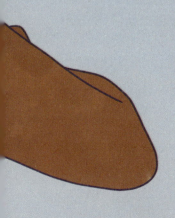

Fernanda,

uma paciente de longa data, entrou no consultório para uma consulta de rotina. Durante o atendimento, enquanto respondia às perguntas e era examinada, tecia comentários a respeito de seu corpo. Mencionava um ou outro quilinho que queria perder, a cirurgia plástica que planejava realizar, a novidade dermatológica que recomendaram para disfarçar as linhas de expressão...

●●●

● ● ●

Se eu convidasse você a continuar a lista da Fernanda, tenho certeza de que seria capaz de acrescentar ainda mais itens. E, se você pedisse ajuda a alguma amiga, certamente essa lista não iria parar de crescer.

Eu não vou pedir para que você faça a sua própria lista de coisas que gostaria de mudar no seu corpo. Ao contrário, quero propor que você tire um tempo para listar o que gosta em si. Pode ser algo físico e, nesse caso, se possível, vá até um espelho, dedique alguns minutos a se olhar, do jeitinho que estiver agora. Eu sei, quando nos olhamos assim, no espelho ou em fotos, nosso olhar foca quase imediatamente naquilo de que não gostamos, no que nos incomoda. Mudar essa percepção não é simples, mas vale o esforço.

Então, dedique algum tempo para mudar o foco e procurar coisas de que goste em si mesma. E não precisa ser nada óbvio: pode ser suas unhas, seus ombros, seu sorriso. Mas vá além, inclua na sua lista outras coisas positivas sobre você — seu bom humor, sua inteligência, sua capacidade de empatia, o quanto você é trabalhadora, aquela sobremesa incrível que só você faz, aquelas qualidades que você percebe ou que seus amigos e familiares atribuem a você.

Espero que você tenha conseguido enumerar ao menos **uma** coisa na sua lista. Eu sei que esse exercício não é fácil e talvez você esteja tendo dificuldade em identificar aspectos positivos em si mesma, mas é importante que o faça para podermos pensar sobre ele no fim deste capítulo. Antes de pedir para você ser gentil consigo mesma, quero mostrar o que toda essa gentileza pode trazer de benefícios ao seu dia a dia, de uma maneira simples. E, por isso, eu preciso que você comece a praticar.

Pense novamente na lista de coisas negativas que abriu este capítulo. Por que será que somos capazes de elencar sem pensar, sem sequer olhar no espelho, tudo o que nos aborrece quando o assunto é o nosso corpo? O que nos impede de olhar e gostar do que vemos? Por que nunca estamos satisfeitas com nossa aparência? Por que sempre há algo para mudar? E o que tanta insatisfação pode causar na nossa vida?

Sei que provavelmente você já está cansada desse assunto. Deve estar exausta de ouvir falar de imagem corporal, autoestima, padrão de beleza, *body positive* e tantas outras expressões que estão em alta. Consigo até imaginar você aí, do outro lado deste livro, com a frase na ponta da língua: "precisamos amar nossos corpos". Assim, como se isso fosse algo muito simples de colocar em prática...

Juro que sei exatamente como você se sente. Sou mulher também, e nenhuma de nós escapa disso. E concordo que é muito fácil sair por aí pregando o amor ao corpo, à imagem que vemos no espelho, às nossas marquinhas de expressão e aos detalhes fora do padrão, como se fosse algo simples. Mas pregar isso é uma coisa... E é exatamente sobre isso que quero conversar com você.

Afinal, por que é tão difícil amarmos a imagem que vemos refletida no espelho?

O problema não é de hoje

A boa notícia — que você já sabe — é que você não está sozinha nessa. E, se por um lado isso é bom, por outro não deixa de ser triste, não é? Poderíamos dizer que, para ser mulher hoje, a insatisfação com o corpo é quase um pré-requisito. Já vem no pacote. Se você perguntar à sua avó, à sua mãe, às suas tias, às amigas da sua avó, às amigas da sua mãe, às suas amigas, às mulheres que você nunca viu na vida, independentemente da idade, do lugar onde moram, da classe social a que pertencem, do nível de escolaridade que possuem, da sua nacionalidade, se há algo de que não gostam em si mesmas, todas elas conseguirão mencionar ao menos uma coisa.

Por que isso acontece? Em poucas palavras: porque o mundo em que vivemos foi construído para ser assim. Lembra do patriarcado, a ordem global da qual falei no capítulo anterior? Na lógica dessa sociedade, tudo, tudo mesmo, funciona pela ótica masculinizada. Nosso modo de pensar o mundo, de compreender as coisas, de interagir com as pessoas e de entender o sexo é filtrado e decidido pelos homens. Se todas as mulheres, de diferentes partes do mundo e realidades e com diferentes formações, têm a insatisfação com o próprio corpo como característica em comum, isso significa que, sim, o mundo em que vivemos é regido por esse sistema — e nós sofremos com todos os seus malefícios.

Em um contexto patriarcal e capitalista, infelizmente, para a sociedade é interessante que as mulheres tenham sempre algo a mudar no próprio corpo, já que a insatisfação faz com que gastemos mais tempo e energia em busca de padrões, além de dinheiro com procedimentos estéticos, cosméticos, academia, roupas etc. E aí, com o tempo, os modelos vão mudando para que a gente nunca pare de buscar algo para melhorar. É por isso que chamamos de "ideal de beleza". Porque, por natureza, já é inatingível.

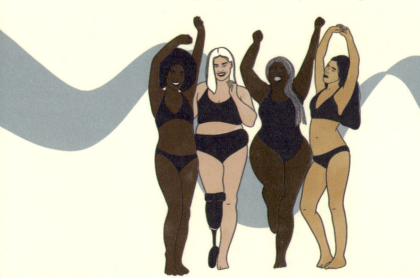

Só o outro é bonito

Para a manutenção das mulheres nessa "roda de rato" atrás do ideal de beleza, é necessário que haja um padrão definido, algo a ser seguido e buscado. E não é de hoje que esses padrões existem. Ao longo da história, eles foram sofrendo alterações, e o que era considerado belo, em geral, se relacionava àquilo que simbolizava poder em cada época.

PRÉ-HISTÓRIA

A fertilidade era fortemente celebrada nesse período. As esculturas encontradas, portanto, apresentavam corpos femininos voluptuosos, com seios fartos, quadris largos e barriga proeminente.

ANTIGUIDADE

Para os gregos antigos a beleza não estava no corpo feminino. A beleza era qualidade do corpo masculino. Nas artes, o corpo feminino belo era representado próximo ao padrão masculino, com poucas curvas, braços e pernas fortes, o rosto sereno ou mesmo inexpressivo.

IDADE MÉDIA

Amplamente influenciada por valores religiosos, na Idade Média a beleza passa a ser entendida como consequência de pureza, obediência e devoção. Na arte, a representação de nudez que cultuava o corpo sai de cena, dando lugar ao recato. O corpo das mulheres era considerado, acima de tudo, um elemento de tentação. A beleza, nessa época, passa a ser intimamente conectada ao divino e às virtudes morais. As vestimentas, então, eram volumosas e tinham a intenção de esconder o corpo.

RENASCIMENTO

Os valores humanistas ganham força novamente e a sociedade volta a valorizar o corpo feminino, tendo como modelo de beleza mulheres mais curvilíneas, de ancas largas e seios generosos. O excesso de peso era típico dos abastados e nobres, da classe dominante, já que o seu modo de vida era abastecido dos melhores alimentos da época e se afastava de qualquer atividade física desgastante. Assim, estar acima do peso era associado ao poder, fosse financeiro ou político. Mulheres magras eram vistas como pessoas sem saúde e sem graça, desprovidas de beleza.

SÉCULO XVIII

Com o passar do tempo, os corpos magros começaram a ser cada vez mais valorizados, e qualquer sacrifício era válido para alcançá-los. Esse período foi altamente marcado pelo uso de espartilhos, que eram importantes "aliados" das mulheres na conquista do ideal de corpo que foi se estabelecendo: cintura fina e marcada, quadris largos e seios proeminentes. As saias volumosas também eram utilizadas com esse objetivo.

ANOS 1920

A Revolução Industrial, que colaborou para os avanços na luta de emancipação das mulheres, trouxe mudanças profundas nos padrões de beleza e no vestuário. O ideal contemplava corpos mais magros e, como consequência da busca por direitos e igualdade de gênero, visuais andróginos, com poucas curvas e cabelos curtos. Muitas mulheres usavam achatadores para comprimir busto e quadril, deixando o corpo retilíneo, sem curva alguma.

ANOS 1950

Após os tempos difíceis vividos durante a Segunda Guerra Mundial (1940-1945), a abundância e a fartura eram o desejo da população, e isso se estendeu também ao corpo das mulheres. Essa época foi marcada pelas *pin-ups* e pela figura de Marilyn Monroe, com o retorno de curvas, cinturas finas, quadris largos e seios fartos, acentuados pelos sutiãs com enchimento.

ANOS 1980

Nesse período, a era *fitness* começou a imperar. Houve um expressivo aumento no número de academias e treinos de ginástica em casa, com a chegada do videocassete. As mulheres dessa época desejavam braços e pernas bem definidos e um corpo magro e atlético.

ANOS 1990

O mercado da moda ganhou muita força nessa década, e as supermodelos passaram a ser as principais referências de beleza. Desse modo, a magreza e a altura passaram a ser atributos cada vez mais desejados pelas mulheres.

ANOS 2000 -- ATUALIDADE

A internet é a principal ditadora de padrões, que mudam com mais velocidade. Das musas *fitness* às irmãs Kardashians, o que vemos é que o poder continua ditando os padrões. Muitas horas de dedicação a exercícios físicos, ou intervenções estéticas frequentes, demarcam dois elementos de poder para a nossa sociedade: tempo e dinheiro.

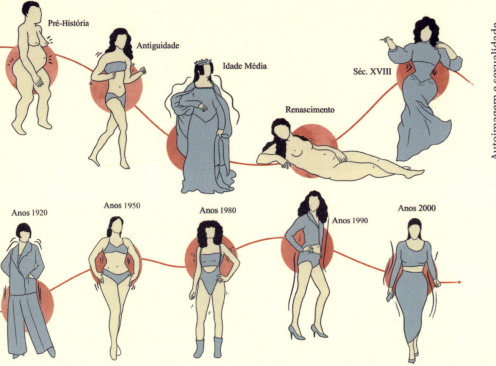

Como podemos ver, o conceito de beleza é mutável, subjetivo e depende do contexto histórico, social e cultural em que está inserido. Ou seja, não é simplesmente uma questão biológica nem de preferência divina. Os padrões de beleza foram e são criações sociais perpetuadas e reforçadas. Para isso, não faltam elementos e estratégias usadas pela mídia e pelos mais diversos setores da indústria.

A magreza, por exemplo, ocupa um lugar de força, credibilidade e sexualidade extremamente poderoso na atualidade. Um dos fatores que certamente colaboraram, e ainda colaboram, para isso são as publicidades da indústria da moda, que, muitas vezes, trazem modelos em posições de poder e/ou hipersexualizadas, mesmo que de maneira subliminar. A propagação do ideal de corpo magro faz com que as mulheres pensem que só serão desejadas, sentirão prazer, ocuparão cargos elevados e serão levadas a sério se forem magras.

Esse culto ao corpo magro e "perfeito" começou a ganhar força no fim da década de 1980 e no início da de 1990, quando a indústria da moda passou a valorizar não somente o corpo longilíneo, mas também a juventude. Com uma indústria voltada única e exclusivamente para o corpo jovem e magro, fica fácil entender como era a dinâmica das mídias: não havia espaço para outro corpo. A mulher que não fosse magra estava excluída de tudo, e, claro, se ela fosse mais velha, a situação se agravaria ainda mais.

Em resumo, a indústria da moda produzia somente para a mulher magérrima, e a mídia, consequentemente, veiculava apenas imagens de corpos que fossem magros. Ser esguia passou, então, a ser sinônimo de beleza. E o que isso fez (e faz) com a imagem corporal e o pensamento das mulheres? Há dois comportamentos que decorrem disso.

1. As mulheres passam a compreender o corpo magro como uma questão de sobrevivência e, para continuar existindo, buscam ao máximo o corpo ideal, aderindo a incontáveis produtos que prometem emagrecimento, a cirurgias plásticas e aos mais inusitados procedimentos estéticos.

2. Devido à completa deturpação da autoimagem, as mulheres passam a acreditar que, se não forem magras e jovens, não serão desejadas, não sentirão prazer e não serão bem-sucedidas. Esse tipo de pensamento acaba por favorecer a indústria farmacêutica, levando a um *boom* de remédios para emagrecimento e saúde mental.

Em qualquer das situações, há uma indústria que sai ganhando. Vivemos, então, em um mundo no qual a beleza, o corpo e, consequentemente, a imagem corporal da mulher são altamente rentáveis. Quanto mais insatisfeita e mais longe de conseguir sentir e proporcionar prazer a si mesma a mulher estiver, mais rentável ela será para diversos setores da indústria.

E aqui podemos adicionar outras camadas de complexidade à questão. Além do corpo magro, há o fato de que corpos brancos — isto é, de fenótipos europeus — são considerados mais belos do que corpos pretos, pardos, amarelos, indígenas. E não para por aí. O olhar da beleza exclui também pessoas com deficiência (PcDs). Falamos sobre isso no capítulo 1, mas repito: se, no Brasil, segundo levantamento do Instituto Brasiliero de Geografia (IBGE), temos mais de 45 milhões de pessoas com algum tipo de deficiência (o equivalente a quase 25% da população), por que não vemos PcDs como modelos de propagandas, ancorando jornais, estrelando novelas, figurando nas capas de revista? Poderíamos, ainda, falar de performance de gênero e de como mulheres que não performam conforme o esperado e exigido do feminino sofrem e são estigmatizadas.

Em suma, há inúmeras intersecções que precisam ser consideradas se quisermos entender o problema para além da ponta do *iceberg* — o que nos faz compreender por que é tão difícil, ainda que já tenhamos evoluído nesse sentido, aceitar os mais variados corpos nas mais variadas situações.

PRESSÃO ESTÉTICA X GORDOFOBIA

Já que falamos bastante sobre padrão de beleza e sobre como todas nós sofremos, em maior ou menor grau, com essa estrutura, acho importante abrir aqui um espaço para diferenciarmos pressão estética de gordofobia.

A pressão estética é uma imposição social difundida majoritariamente pela mídia que gera nas mulheres uma insatisfação generalizada com seus corpos, além da busca desenfreada por um modelo irreal de beleza. É pelas mãos da pressão estética que somos cobradas severamente para nos encaixarmos em determinado padrão. É uma força tão cruel que pode, inclusive, desencadear distúrbios alimentares severos. É ela que dita as regras de como nossos corpos devem ser, e é por causa dela que nos sentimos frustradas com nosso reflexo no espelho. Todas nós — repito: todas nós! — sofremos com a pressão estética.

Já a gordofobia é, além da repulsa a pessoas gordas, o preconceito contra elas. É uma estrutura social com bases firmes na classificação do corpo gordo como doente e na propagação, feita pela mídia, da obesidade como uma pandemia. Não é somente sobre não considerar bonitas as pessoas gordas, mas também sobre as excluir do mundo, que foi pensado e projetado para pessoas magras — das catracas dos ônibus aos assentos nos estabelecimentos, das roupas na vitrine às macas de hospital. Lutar contra a gordofobia é, também, uma pauta urgentíssima se quisermos, de fato, criar rachaduras e implodir as pressões e opressões que agem sobre os corpos femininos.

O padrão de beleza estabelecido é, na maior parte do tempo, algo inalcançável para a grande maioria de nós, e somos expostas a ele com grande frequência, sobretudo na atualidade. Se antes, para ter contato com determinado padrão, era necessário ir ao cinema ver a Marilyn, hoje, diariamente e com poucos toques na tela do celular, temos acesso a milhares de imagens de "corpos ideais", que, muitas vezes, nem sequer são reais. Isso tudo acaba interferindo fortemente na saúde mental e na autoaceitação de mulheres e meninas.

É o que revela, por exemplo, a pesquisa mais recente realizada pela Dove, intitulada "A real verdade sobre beleza: segunda edição". De acordo com o estudo:

- Apenas 4% das mulheres em todo o mundo se consideram bonitas. (um aumento em relação aos 2% de 2004).

- Apenas 11% das garotas no mundo se sentem confortáveis em se descreverem como "bonitas".

- 72% das garotas sentem uma imensa pressão para serem bonitas.

- 80% das mulheres concordam que toda mulher tem algo bonito em si; entretanto, elas não enxergam sua própria beleza.

- Mais da metade das mulheres no mundo (54%) concorda que, no que se refere à aparência, elas mesmas são as que mais se criticam.

Alcançar um padrão de beleza parece ser, então, uma busca interminável para as mulheres de todo o mundo, das mais diferentes idades. Mas o que isso significa, de fato, em nossas vidas? E como esse padrão é reforçado?

A mídia tem superpoderes

Para criar um padrão de beleza, é preciso muito trabalho, tanto por parte da indústria da moda quanto da indústria da propaganda. Mas a cereja do bolo é a responsabilidade da mídia. Na prática, funciona assim: se a mídia compra a ideia produzida pelas indústrias da moda e da propaganda, forma-se um padrão, e a partir daí é muito difícil, quase impossível, fugir do que foi estipulado.

Há uma função bem executada pela mídia — e aqui estamos falando de todos os meios possíveis, desde o jornal impresso e o rádio até a internet e seus desdobramentos —, que é manter a roda girando. Em outras palavras, se há lucro sendo gerado, há ideias sendo veiculadas e confirmadas pela mídia. E vale dizer: a mídia, por estar inserida no sistema patriarcal vigente, acaba, muitas vezes, por reproduzir e perpetuar esses ideais. Aliás, para garantir que as mulheres se sintam inseguras e insatisfeitas — e, portanto, sejam submissas e rentáveis —, o patriarcado se vale da mídia como ferramenta para assegurar que seu esquema de pressão e opressão continue operando a pleno vapor.

Voltando ao ideal do corpo magérrimo. O culto à magreza e à juventude consolidou-se na década de 1990, mas continua imensamente poderoso porque segue interessante para a indústria da moda, para a indústria farmacêutica e para a indústria da cirurgia plástica e dos tratamentos estéticos.

Em pleno 2021, a questão que vem ganhando proporções gigantescas está diretamente relacionada à evolução das mídias digitais, que, em geral, pioram a situação, distorcendo ainda mais a relação das mulheres com sua autoimagem. Ou seja, o surgimento das redes sociais não só acelerou um processo que já estava em curso, como também o agravou. Se antes as empresas abusavam da maquiagem para vender uma imagem magra, hoje o Photoshop faz isso de forma fácil, rápida e indolor.

Essas estratégias acionam em nós atitudes de comparação, e aí a insatisfação com a nossa imagem cresce vertiginosamente. As fotos megaproduzidas e retocadas, a vida perfeita e sem defeitos, os exercícios físicos sempre em dia, a alimentação ultrassaudável começam a fazer com que a mulher que recebe esse tipo de conteúdo passe a querer reproduzir um comportamento com o intuito de alcançar não só o "corpo perfeito", mas também a "vida perfeita".

Nesse momento, nossa imagem começa a se tornar cada vez mais negativa quando nos miramos no espelho. E aí corremos o risco de nos enquadrar nos 96% das mulheres que não se consideram bonitas, como aponta a pesquisa realizada pela Dove. Contraditoriamente, somos capazes de encontrar beleza em outra mulher — mas jamais vemos a nossa própria beleza com a mesma facilidade. Viramos reféns de uma vida instagramável que, na maior parte do tempo, não corresponde à realidade.

E como se não bastassem os desafios todos que temos de enfrentar, surgem os filtros do Instagram. Aqueles que nos deixam com a pele perfeita, o nariz afinado, as bochechas rosadas e a boca carnuda. Com aquele filtro, naquele clique, parecemos um pouco mais com aquela mulher impecável vendida pela mídia e reforçada pelas redes sociais. O perigo mora exatamente em acharmos que só somos bonitas, atraentes e desejáveis se estivermos usando máscaras digitais.

Como eu disse, é quase impossível fugir dessa lógica, infelizmente. Porém, é possível minimizar os efeitos dela em nossa vida com dicas simples — veiculadas hoje, inclusive, por diversas empresas em suas redes sociais. Portanto, se o uso das redes tem feito com que você se sinta mal com a sua própria vida e com a realidade a seu redor, chegou a hora de tomar algumas medidas que podem ajudar a enxergar com mais amor a vida que você leva e o corpo que você possui.

1. Pare de seguir perfis de pessoas que levam você a ver defeitos em tudo na sua vida, seja no seu corpo, na casa onde você mora, nas pessoas com as quais convive, nas viagens que você faz.

2. Escolha seguir perfis que se preocupam em apresentar um conteúdo de qualidade, que gere conhecimento, e não apenas em

apresentar um *lifestyle* sem defeitos. Aprender com o outro é sempre bom, mas é importante lembrar que não existe a "vida perfeita".

3. Siga pessoas que compartilham dos mesmos valores que você ou que tenham alcançado objetivos que você deseja conquistar. Porém, mais uma vez, cuidado com contas que exibem uma vida idealizada demais e sem nenhum deslize. As pessoas que estão nos perfis das redes sociais são humanas, por isso desconfie das que se mostram impecáveis.

4. Lembre-se de que as pessoas que cultuam em seus perfis uma vida maravilhosa, expondo um corpo insuperável e uma alimentação sem nenhum descuido, em geral vivem disso. Ou seja, é o trabalho delas. Elas ganham dinheiro assim. Por isso, se esse não é o seu trabalho, não faz sentido que você se compare a elas.

5. Cuidado com as *fake news* e com os filtros das redes sociais. Nem tudo é verdade; portanto, quanto mais você checar as fontes daquilo que vê, clica e compartilha, mais bem informada estará e poderá tomar decisões mais adequadas para a sua vida.

6. Controle o tempo dedicado às redes sociais. Sua vida fora da internet também é interessante e, muitas vezes, melhor do que aquilo que é postado.

É isso: saber escolher o que você segue é quase uma medida preventiva de saúde mental. Se você é o que você consome, consuma algo que a deixe feliz com a vida que tem e com o corpo que habita. É claro que você pode, sim, querer melhorar e mudar, mas o caminho não precisa ser cheio de depreciações, restrições, comparação e sofrimento.

O espelho e o sexo

Embora possa parecer óbvio, a relação entre uma coisa e outra nem sempre é feita, mas existe. Você já parou para pensar que a insatisfação com o nosso corpo tem um impacto gigantesco na hora do sexo?

Eu sei que abordar o sexo ainda é um tabu. Sexo e prazer, então, nem se fala. Agora, imagine o grande tabu que é falar de sexo, prazer e corpo? É um assunto quase proibido, não é mesmo? Principalmente se o prazer e o corpo forem das mulheres; aí, além de tabu, é uma obscenidade sem tamanho. Mas é exatamente sobre isso que eu quero falar e, por isso, peço que você reflita um pouco sobre a história que vou contar.

NEM TUDO É O QUE PARECE

Ser feliz no casamento é o sonho de muita gente, ainda mais das pessoas que se casam, obviamente. E mais óbvio ainda é que todas esperam que o sexo continue fazendo parte da vida a dois com o passar do tempo. Nada de morno e mecânico. Estou falando mesmo do sexo com prazer.

Embora estivesse feliz e casada há certo tempo, Fernanda — lembra dela no começo do capítulo? — passou a notar problemas com a sua libido. Em outras palavras, seguia amando o seu companheiro, porém não sentia mais desejo sexual. Com 42 anos, decidiu checar se estava tudo em ordem com a sua saúde e, por isso, me procurou.

Para além dos exames de rotina — que devem ser feitos com regularidade —, seguimos com uma série de entrevistas com o objetivo de tentar entender o que estava, de fato, acontecendo. O resultado dos exames não apontou nada que justificasse a falta de libido de Fernanda, então nós duas precisamos descobrir juntas a origem da questão. É por esse motivo que é essencial você conseguir se abrir e falar tudo o que sente durante suas consultas com a sua, ou o seu, ginecologista.

Não havia, aparentemente, nenhum problema no casamento de Fernanda. O casal era feliz, não brigava muito, não havia motivos claros para justificar o fato de as coisas terem esfriando para ela. O que estava acontecendo, então? Por que ela não sentia vontade de fazer sexo com o seu parceiro? Se não havia nada de errado com a sua saúde física, a causa só poderia estar em alguma questão psicológica ou em algum fator sociocultural.

O QUE DESCOBRIMOS?

Em um dado momento do tratamento, Fernanda revelou que se incomodava com o fato de ter um seio maior do que o outro e que, por isso, nunca transava com a luz acesa nem deixava o marido tocar em seus seios, chegando ao ponto de segurá-los com as mãos durante o sexo para escondê-los.

Pode parecer um detalhe bobo, afinal é bastante comum mulheres terem um seio maior do que o outro, e mais comum ainda não quererem transar com a luz acesa. Mas pense comigo: se é tão frequente, será que é mesmo bobo? O que isso significa? Qual o impacto disso durante o sexo?

Bom, no caso de Fernanda, o incômodo com os seios diferentes a levou a adotar um comportamento para escondê-los, para se distanciar de algo que ela não considerava normal. E, sem perceber, Fernanda acabou se privando também de conseguir relaxar durante a relação. Tudo o que pensava era em ocultar um "defeito" do seu corpo e não passar vergonha na frente do marido; mas o que acabou conseguindo foi não se permitir ter prazer — e orgasmos — durante o sexo. Poderia ser apenas um detalhe, mas acabou criando um impacto negativo em sua libido.

Entender tudo isso e conhecer o modo como o marido dela lidava com a situação foi fundamental para que conseguisse voltar a sentir prazer. Enquanto, para Fernanda, o problema estava em seu corpo, para o marido havia apenas o incômodo de não poder tocar nos seios dela ou transar com ela de luzes acesas. Em resumo, aos olhos do parceiro, não havia nada de errado com o corpo de Fernanda.

> Aos poucos, e com muito exercício de autoconhecimento e amor-próprio, Fernanda foi entendendo melhor o seu corpo, permitiu-se experimentar a masturbação para aumentar a libido, tentou outras posições em que os seios não ficassem tão evidentes, até que se encorajou a transar com as luzes acesas e consentiu que o marido tocasse em seus seios.
>
> Conhecer o próprio corpo é fundamental para sentir prazer, e a história de Fernanda mostra quanto, comumente, nossas características pessoais, aquilo que faz com sejamos quem somos, estão sob um olhar extremamente autocrítico, que vê "defeitos" onde não há. Os outros, muitas vezes, nem percebem o que tanto nos incomoda. Portanto, encha-se de confiança, carinho e aceitação quando se propuser a conhecer e a entender o seu próprio corpo, combinado?

Com o que vimos até aqui, é fácil perceber que a busca pelo ideal de beleza não passa apenas pelo corpo perfeito, mas também por uma mensagem silenciosa que exclui todas as pessoas que estão fora do padrão. Ao excluí-las, estamos dizendo, entre tantas outras coisas, que não estão autorizadas a sentir prazer e a gozar, do sexo e da vida. E, mais uma vez, o principal responsável por transmitir esse código, muitas vezes nem tão cifrado assim, é a mídia. Por isso, pode acreditar quando digo que ela tem superpoderes e nem sempre os utiliza em benefício das mulheres.

Basta puxar na memória nossas referências de imagens sensuais, nos filmes, nas revistas, nas publicidades, em que há uma predominância esmagadora de corpos magros, com maquiagem e cabelos intactos. E é assim que vamos condicionando nosso olhar a relacionar padrão estético com o direito ao prazer. Resumindo, só essa mulher da foto é capaz e merecedora de viver sua sexualidade de maneira prazerosa, logo, se eu não me pareço com ela, isso não se aplica a mim.

E isso vale para todas as mulheres, pois a insatisfação com o corpo e a imagem pessoal não é apenas uma questão pessoal que mexe única e exclusivamente com você. Todas nós somos afetadas.

Uma pesquisa realizada pela Reuters Health, com mais de 200 universitárias de Nova York, comprovou que um terço das mulheres, independentemente da idade ou do biotipo, se preocupa com o corpo durante o sexo. E ainda mostrou que essas mulheres estão mais propensas a evitar relações sexuais ou demonstram uma atitude menos positiva com relação ao prazer do que aquelas que afirmaram não se preocupar com o corpo durante esse momento.

Para completar, esse mesmo estudo concluiu que as mulheres relacionam a imagem corporal durante o sexo ao modo como se veem como parceiras. Aquelas que não demonstraram preocupação com o corpo durante o sexo se consideram boas parceiras e aptas a dialogar sobre desejos sexuais e prazer feminino, enquanto as mulheres que se preocupavam com o corpo afirmaram ter relações com menos frequência e não se sentir à vontade para expressar o que desejam. Não é difícil imaginar que uma pessoa preocupada com seu corpo, em esconder celulites, disfarçar a barriguinha durante o sexo, não relaxa nem curte o processo, e assim fica muito difícil ter prazer ou orgasmos.

É mesmo assustadora a influência que o nosso corpo exerce na hora do sexo, não é mesmo? Esse é o ponto crucial sobre o qual eu quero levar você a refletir no momento em que se olha no espelho e aponta uma série de defeitos. Eu peço a você que seja mais gentil consigo mesma. Muitas vezes, não nos damos conta do que a nossa própria insatisfação pode gerar na nossa vida. Isso não quer dizer que você não pode querer mudar algo. Só quero fazê-la entender que seu corpo é a sua casa, o meio pelo qual você se relaciona com o mundo, e, por isso, as mudanças que você pretende fazer em si mesma têm de trazer um sentimento positivo, não o contrário.

Há uma saída!

Iniciei este diálogo com uma lista de coisas negativas que podem, facilmente, ser enumeradas por qualquer mulher em qualquer parte do mundo, e tanto eu quanto você já sabemos que essa tarefa é bem fácil de ser realizada. Mas qual o outro lado disso? Como fazer para sermos gentis com a nossa própria imagem sem cairmos na falsa ilusão de carregarmos ou positividade demais ou comodismo disfarçado de positividade?

Quantas vezes você já ouviu de alguém que precisa amar a imagem que vê no espelho? Ou que você precisa se amar do jeito que é e, mais do que isso, ser grata por tudo o que você tem? Imagino que se, assim como eu, você é mulher e vive no planeta Terra, já tenha perdido as contas de quantas vezes escutou esses mantras de positividade. Do mesmo modo, sendo deste planeta, certamente você já quis silenciar o mundo porque não sentiu vontade de amar, naquele determinado momento, a sua própria imagem ou a vida que levava — eu também!

CHEGA DE ROMANTIZAR: ESTÁ TUDO BEM NÃO SER OTIMISTA, GENTIL E GRATA O TEMPO TODO!

Nem sempre amamos imensamente o nosso corpo ou as nossas atitudes, mas isso não significa que temos de nos odiar ou querer mudar o que temos e o que somos. Eu, mulher que se considera feminista, esbarrei nessa dificuldade em muitos momentos. E pensava: "como assim, mesmo sabendo de tudo, tem dias que fica difícil me aceitar?". Nesses momentos, a tentativa de manter uma positividade sobre meu corpo me gerava mais frustração do que outra coisa, e foi aí que encontrei um conceito que me ajudou muito — a neutralidade corporal.

Originalmente cunhado em inglês, o termo *body neutrality* começou a aparecer na internet em 2015, mas alcançou notoriedade mesmo com o trabalho da americana Anne Poirier, diretora do programa Body Neutrality, do Green Mountain at Fox Run, nos Estados Unidos. Daí para a frente, a expressão ganhou força nas redes e, claro, virou inclusive *hashtag*. Basicamente, a neutralidade corporal é um movimento que surge como alternativa ao *body positive* ou, em outras palavras, uma alternativa ao excesso de positividade que nos cansa e pode nos deixar ainda piores. É um meio-termo: em vez de odiar seu corpo ou pular instantaneamente para a adoração da sua imagem, você se encontra neutra. Nem lá, nem cá, pois a estética do seu corpo não é o mais importante sobre você. É sobre focar menos na imagem e mais nas experiências que esse corpo pode proporcionar. E isso me parece uma boa saída.

Como eu já disse, é perfeitamente normal não se amar todos os dias. Afinal de contas nós erramos, nos frustramos, falhamos, traçamos planos que não conseguimos cumprir. Somos humanas, e nesses momentos em que nem tudo sai como gostaríamos, sentimos tudo por nós, menos amor. Nessa hora, o *body positive* pode nos fazer ainda mais mal, ao vender a ideia de que, se não estamos amando loucamente nosso corpo, provavelmente há algo de errado.

Somos muito mais que um corpo. O fato de nos voltarmos só para a imagem desse corpo significa esquecer todo o resto, deixar de lado tudo o que somos além do corpo que habitamos. É por isso que a neutralidade corporal, o *body neutrality*, me parece uma excelente opção para a construção do nosso amor-próprio. Porque foca no conjunto todo, na nossa completude.

A neutralidade corporal tem como objetivo destacar o que o nosso corpo é capaz de fazer, e não o que ele aparenta. É esse *mindset* que nos guia para uma abordagem mais benéfica, uma vez que pode ser, sim, que tenhamos marcas ou cometamos falhas, mas, apesar disso, esse corpo nos mantém vivas e nos permite a vivência de muitas experiências, como sorrir, abraçar, dançar — e isso é incrível. Percebe como é diferente?

Fica, então, o convite para que a lista que começamos a preencher no início deste capítulo seja construída a partir do ponto de vista da neutralidade corporal. Aproveito, ainda, para deixar algumas dicas de como conseguir adotar esse comportamento:

1. Mude o modo como você conversa:

    a. com você mesma — tente reprogramar as frases que diz a si mesma, focando no que você é capaz de fazer, não somente na sua aparência;

    b. com seus amigos e sua família — mude os tópicos da conversa sobre corpo, deixe de lado as questões sobre dieta, calorias ou perda de peso;

c. com as mídias sociais — escolha os influenciadores que vai seguir e procure algo que acrescente conteúdo ao seu cotidiano, não fique somente com as imagens.

2. Mude a sua relação com a comida: procure comer com base naquilo que você sente, na sensação que a comida traz, na ideia da alimentação que nutre e proporciona saúde. Alimentos não são inimigos nem algo a ser temido. Ao adotar um comportamento mais neutro, o foco permanece na sua saúde e no seu bem-estar.

3. Mude a sua relação com a atividade física:

a. escolha uma atividade que você realmente goste — isso fará com que você sinta vontade de praticá-la;

b. tente não julgar a qualidade dos seus exercícios com base na quantidade de calorias que você queima durante a execução;

c. foque na sensação que o exercício traz — se você se sente bem ao fazê-lo, com certeza é um bom exercício;

d. escute o seu corpo — isso inclui respeitar os dias em que você não quer fazer nada.

4. Troque os elogios meramente estéticos ao seu corpo para frases como:

"Muito obrigada, corpo, por cuidar de mim hoje".

"Minhas coxas são fortes e me ajudam a caminhar".

"Obrigada, barriga, por segurar meus órgãos".

"Meus braços me permitem abraçar as pessoas que amo".

"Meu peso não define o meu caráter".

Espero que a neutralidade corporal seja algo que mude (para melhor) a sua relação com o seu corpo e que, a partir disso, você possa ser mais gentil consigo mesma de um modo verdadeiro, inclusive nos dias em que isso é difícil. Pense em si mesma como pensaria na sua melhor amiga: não diga coisas que machucam, não ofenda, não cobre demais. Seja gentil.

Quando deixamos de gastar tanta energia com preocupações estéticas, sobra tempo (e dinheiro) para investir em nossos sonhos, planos, aprendizados. Termino essa conversa, portanto, desejando que aquela lista que começamos no início deste capítulo possa ser o ponto de partida para você enxergar a força que tem simplesmente por ser quem você é. Uma microrrevolução acontece toda vez que uma de nós se sente confortável na própria pele. Pode apostar.

E, agora, que tal retomar a lista do início deste capítulo, mas com um pensamento mais gentil sobre si mesma?

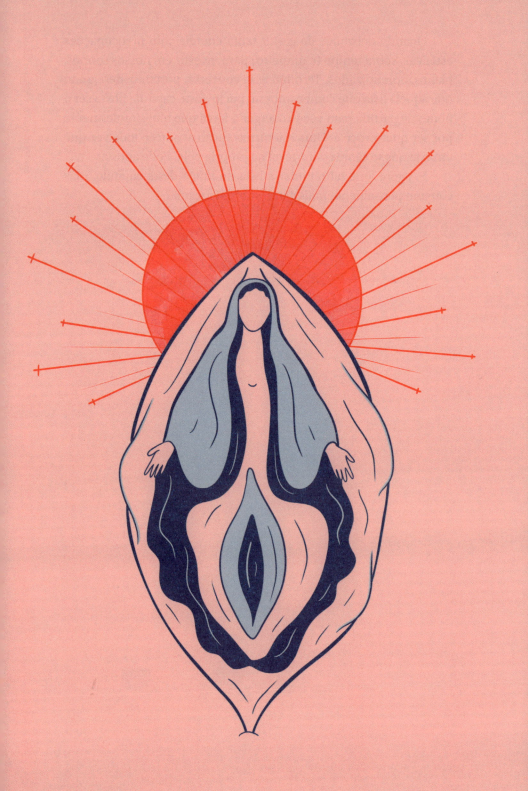

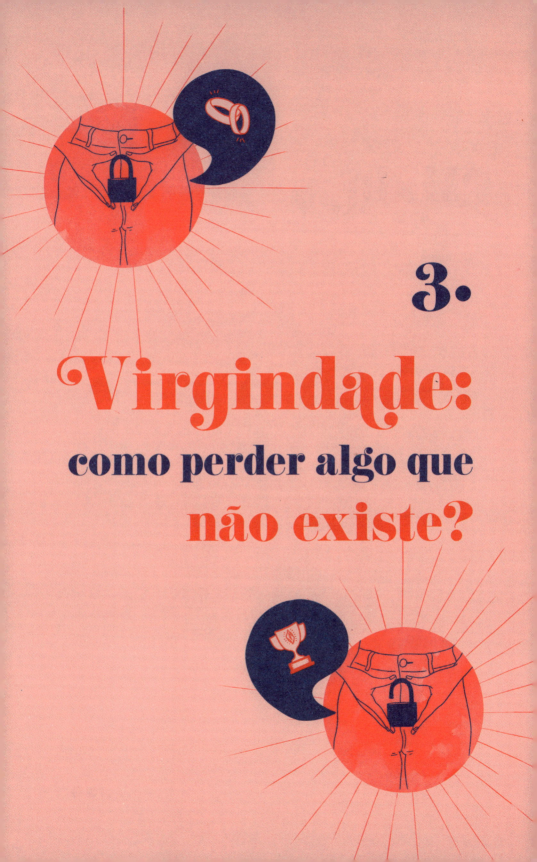

Malu

tem 16 anos e chega ao meu escritório muitíssimo apreensiva. Percebo, de imediato, que não quer ser acompanhada pela mãe durante a consulta. Então sugiro delicadamente que, num primeiro momento, a paciente esteja sozinha e depois a mãe seja autorizada a entrar. Digo que é importante que Malu se sinta segura, acolhida e tenha a privacidade respeitada. Uma vez que já estamos a sós na sala de exame, ela começa a fazer perguntas sobre virgindade. No começo, diz que são dúvidas de uma amiga. Em seguida, quando já está mais confortável, conta que são indagações próprias. Diz que se masturba com certa frequência e tem medo de que a prática, de alguma forma, tenha rompido seu hímen. Tem um namorado e, como disse a ele que é virgem, está receosa de que, se não sangrar na primeira relação, ele pense que ela estava mentindo.

●●●

Nós todas já estivemos na pele de Malu. Se você, que me lê agora, já iniciou a vida sexual, sabe que a primeira transa é cercada de meias verdades, mitos e, claro, muito medo. A falta de informação e os tabus que permeiam o assunto fazem com que tratemos o sexo como algo privado. Privado não porque só diz respeito aos envolvidos, o que é verdade, mas também porque é visto como sujo, errado, feio. Há uma aura de pecado que ronda o sexo. E, claro, para as mulheres a situação é ainda mais complicada.

Iniciar a vida sexual significa *perder* a virgindade. Os termos que marcam esse ritual de passagem, inclusive, enraízam ainda mais o patriarcado operante: a jovem será deflorada, entregará sua virgindade, abrirá mão de algo para sempre. É como se tivéssemos uma moeda de troca e, uma vez que a ofertamos a alguém, perdêssemos um pouco do nosso valor.

Tenho uma lembrança fortíssima relacionada à minha primeira vez. Depois da relação em si, fui acompanhada durante muito tempo pelo temor de que descobrissem que eu não era mais virgem. O que minha família ia pensar? O que as pessoas iam achar se elas descobrissem que eu já tinha vivenciado minha primeira experiência sexual? O mais controverso dessa história é que deixei de ser virgem com uma pessoa pela qual nutria um sentimento imenso. Estava apaixonada, cheia de tesão e preenchida de desejo. Mesmo assim, depois do sexo me senti vazia, culpada e amedrontada.

Diariamente, recebo em minhas redes sociais mensagens de adolescentes pedindo que eu fale mais sobre o assunto. Angustiadas, procuram sanar suas dúvidas mais profundas a respeito de virgindade. Querem saber se deixarão de ser virgens usando absorvente interno ou coletor. Se vão engravidar na primeira vez. Se sentirão dor. Se haverá sangue. Querem entender se sexo anal e oral tiram a virgindade. Não sabem se, ao transar com uma mulher, estarão perdendo a virgindade. Pedem conselhos sobre o que fazer na hora da relação e ficam preocupadas porque não sabem como terão certeza de que a tal virgindade se foi.

São dúvidas que, para mulheres adultas, podem soar um tanto ingênuas; porém, se fizermos o exercício de voltar lá atrás, para as recordações das nossas primeiras experiências sexuais, veremos que, na verdade, tínhamos ainda menos informações a respeito de sexualidade do que as adolescentes têm hoje. Atualmente, as meninas têm mais munição. Mas, apesar disso, acredite, em pleno século XXI, ainda precisamos falar o óbvio. Não só porque o tema tem peso considerável na vida de muitas adolescentes, mas também porque, mesmo hoje, o assunto tem consequências socioculturais limitantes para a população feminina.

Antes de mais nada: a virgindade é uma ideia. Uma fantasia inventada para garantir a manutenção do sistema patriarcal. Sim, ele de novo. Explico: "ser virgem" como ideal é uma ferramenta de controle sobre o corpo das mulheres. No livro *História da virgindade*, a feminista Yvonne Knibiehler relata como antropólogos destacam a dimensão social do conceito. Antigamente, para garantir a autenticidade de seus descendentes, um homem precisava desposar uma virgem. Assim, saberia que os filhos seriam seus. Eis a primeira razão de ser do casamento.

Ao "deflorar" uma mulher, o homem tinha a certeza de que perpetuava sua linhagem e de que poderia, tranquilamente, transmitir de pai para filho sua herança biológica, seu nome, seus bens e poderes. No Brasil, por exemplo, até meados do século XIX, era comum que, na manhã seguinte ao casamento, fosse estendido na janela do casal um lençol sujo de sangue. A mancha comprovava a pureza da mulher até a noite de núpcias.

Tudo o que discutimos até aqui se baseia em aspectos culturais, sociais, religiosos e políticos. Quando a sociedade nos faz acreditar que a virgindade está relacionada à pureza da alma e do corpo, está tentando fazer com que deixemos de nos preocupar com as questões relacionadas ao nosso próprio prazer.

Mesmo hoje, essa fantasia da "boa moça", antes veiculada pela preocupação com a virgindade, ainda existe, embora tenha ganhado outras roupagens. Ser virgem e alcançar e manter o *status* de "boa moça" ainda é tão reforçado como ideal, que nós, mulheres, passamos a pensar que:

1. É nosso dever preservar a nossa virgindade para a pessoa certa, pois não podemos entregar algo tão valioso para qualquer um.
2. Somos responsáveis por dar prazer aos parceiros, temos dificuldade de chegar ao orgasmo e não pensamos em sexo.
3. A vagina é suja e tem cheiro forte, e isso deve ser combatido — basta vermos a quantidade de sabonetes íntimos disponíveis no mercado.
4. Ter muitos parceiros pode acabar com a nossa reputação; ou seja, não podemos sair por aí transando sempre que quisermos, pois podemos acabar sozinhas.

Você percebe o que está em jogo? Para que os sistemas de opressão continuem operando, certas convenções devem ser mantidas, mesmo que repaginadas. É por esse motivo que a virgindade ainda é uma pauta recorrente no mundo em que vivemos.

ESTÁ NO DICIONÁRIO

virgindade
vir·gin·da·de
substantivo feminino
1 Estado ou condição de quem é virgem.
2 Condição do que está mantido intacto.
3 FIG Postura que revela castidade.
4 FIG Estado de quem se encontra sem atividade sexual.

Fonte: Michaelis — Dicionário brasileiro da língua portuguesa

No mesmo dicionário, se buscarmos pela palavra "virgem", encontraremos, entre as possibilidades de interpretação, a condição da mulher que jamais experimentou uma relação sexual, mantendo seu hímen intocado. Nenhuma menção a meninos ou homens. A diferenciação, aliás, não se encerra aqui. Se para nós, meninas e mulheres, o primeiro ato sexual completo é uma "defloração" que pode deixar marcas físicas (voltaremos a essa possibilidade mais para a frente), para os homens cis a primeira relação sexual é um rito de passagem que não deixa rastros. Não há alteração no pênis, mas, supostamente, haveria mudança na vagina.

E a problematização não para por aqui... Popularmente, o imaginário da virgindade se estende à ideia de que é virgem quem ainda não teve uma "relação sexual completa". Mas o que seria uma relação sexual completa?

Pelo ponto de vista heteronormativo, apenas relacionamentos entre pessoas de sexos opostos (homem e mulher) são corretos, excluindo qualquer outro tipo de relacionamento que difira dessa regra, o que reforça a ideia preconceituosa de que pessoas do mesmo sexo não podem se relacionar. A noção de que a relação sexual ocorre somente quando há penetração de um pênis na vagina não exclui somente os casais homoafetivos, mas também exclui toda e qualquer outra prática sexual, como, por exemplo, o sexo anal e o sexo oral. Trata-se, desse modo, tanto de uma afirmação homofóbica e transfóbica do ponto de vista social, quanto de uma afirmação errada do ponto de vista biológico.

***

Bem, agora que vimos isso, para seguirmos essa conversa vamos considerar que sexo é tudo o que gera prazer sexual e pode ocorrer, com consentimento, entre uma, duas ou mais pessoas, independentemente do gênero de cada uma delas, certo?

Quando ampliamos a nossa percepção sobre o que é sexo, a ideia de deixar de ser virgem somente quando há penetração de um pênis em uma vagina passa a ser uma inverdade. Por isso é possível, sim, caso você não tenha uma orientação sexual heteronormativa, ter a sua primeira relação sexual com uma pessoa que tem o mesmo sexo que você. Essa percepção é muito importante, pois liberta as pessoas, de forma que elas possam escolher os seus parceiros ou as suas parceiras desde a primeira relação e não se obriguem a ter uma primeira vez heterossexual, se essa não for a sua vontade.

O que a ciência nos diz sobre a virgindade?

Pelo ponto de vista da conceituação cultural de virgindade, é impossível falar sobre perdê-la sem abordar o rompimento do hímen. Anatomicamente, ele é uma prega formada por uma membrana mucosa que fecha parcialmente o orifício externo da vagina. Simbolicamente, sua presença intacta é considerada um indicador de virgindade. Acontece que essa é uma interpretação que não encontra eco na realidade biológica. A começar pelo fato de que **nem todas as mulheres têm hímen**. São casos raros, é verdade, mas ainda assim existem e devem ser considerados.

A Organização Mundial da Saúde (OMS) faz questão de reforçar que não há evidências de que o hímen possa provar se uma mulher ou uma jovem fez sexo ou não. Um estudo intitulado "Virginity test", realizado pelas pesquisadoras Claudia-Garcia Moreno e Rose Olson, também reforça essa ideia. Com o objetivo de elencar os efeitos traumáticos que um teste de virgindade poderia provocar, 36 adolescentes grávidas que relataram abuso sexual foram avaliadas. Entre as participantes, 22 tiveram os genitais examinados como normais, comprovando que a testagem pela presença ou ausência do hímen não é eficaz. Além disso, a pesquisa apontou que o teste pode causar danos físicos, psicológicos e sociais às examinadas.

Mas vamos dar um passo atrás e voltar ao rompimento dessa membrana tão controversa. Apesar da ideia de que, para deixar de ser virgem, é necessário que ela se rompa, não há nenhuma publicação científica que comprove tal teoria. Não obstante todos os argumentos, continuamos, como sociedade, acreditando nessa mentira. Segundo a OMS, mesmo sendo considerado uma violação dos direitos humanos, o teste de virgindade ainda é praticado em pelo menos 20 países. Na Indonésia, por exemplo, recrutas mulheres têm de testar sua virgindade caso queiram entrar no serviço militar. E mais: no Afeganistão, mulheres acusadas de fazer sexo antes do casamento estão sujeitas a humilhações públicas e prisão. Algumas, inclusive, são alvos dos chamados "assassinatos pela honra". Eis o porquê de ainda ser tão importante falarmos sobre o assunto; afinal, as consequências se alastram em marginalização, humilhação e até risco de morte.

A crença de que a presença do hímen comprova a virgindade é fundada sobre dois mitos anatômicos que merecem nossa atenção. O primeiro diz respeito ao sangue: acredita-se que, ao se romper, o hímen causaria um sangramento. Se não há sangue, significa que não houve rompimento — o que leva a entender, pela lógica usual, que a mulher não é virgem. Já o segundo mito é uma consequência do primeiro e está ligado à crença de que, uma vez que o hímen tenha se rompido e sangrado, ele desapareceria ou seria radicalmente alterado depois da relação sexual. Mulheres amedrontadas recorrem às mais diferentes artimanhas para garantir o sangramento que comprovará sua honra — das mais simples, como frascos de sangue derramados nos lençóis após a relação, passando pelas mais complexas, como as cirurgias chamadas de "revirginização" e chegando às mais mirabolantes, como *kits* com hímen falso e sangue cenográfico comprados pela internet.

No imaginário popular, o hímen seria uma membrana fina que recobre todo o orifício vaginal. Mas o hímen é, na verdade, uma membrana elástica que recobre parcialmente a entrada do canal vaginal — afinal, se cobrisse totalmente, o sangue menstrual não desceria — e pode apresentar diferentes formas. Vamos conhecer algumas delas?

ANULAR
É o que se observa com maior frequência. Possui apenas uma abertura central em formato de anel, que é por onde sai o sangue menstrual. Seu tamanho possibilita a penetração vaginal normalmente, podendo ou não haver alterações de formato, dependendo da resistência e da elasticidade do tecido.

SEPTADO
Possui um orifício, dividido ao meio por uma membrana. Assim, é composto por dois orifícios menores, o que pode dificultar penetrações.

MICROPERFURADO

Apresenta um único orifício de dimensões muito reduzidas, suficiente para a passagem de secreções vaginais e sangue menstrual, que pode, no entanto, dificultar o sexo com penetração e a introdução de absorventes e coletores.

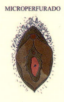

CRIBIFORME

Apresenta vários pequenos orifícios, semelhante a uma peneira. Apesar de reduzidos, os furos permitem a passagem do sangue menstrual e de secreções vaginais, embora possam dificultar a introdução de absorventes internos e coletores, assim como o sexo com penetração vaginal.

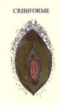

LABIAL

Difere dos outros tipos de hímen por apresentar uma abertura fina, comprida e menos arrendondada.

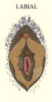

IMPERFURADO

Condição rara em que o hímen não apresenta nenhum tipo de abertura, ou seja, recobre totalmente a entrada da vagina. Por não possibilitar a saída de sangue ou secreções, ele acaba se tornando um problema, principalmente na fase da menarca (primeira menstruação). Geralmente, é necessário realizar uma pequena cirurgia para a abertura de um orifício.

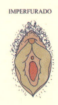

COMPLACENTE

Possui apenas um orifício central, porém sua membrana é muito resistente e elástica. Assim, dificilmente se modifica durante o ato sexual. Por ser flexível, ele se adapta à penetração; ou seja, quando o pênis, dedos ou objetos são introduzidos, ele se estica e depois retorna ao seu formato original. Pode, inclusive, nunca se "romper".

Como deu para perceber, a resistência de um hímen pode variar, e muito. Alguns são mais flexíveis e chegam a permanecer intactos mesmo após um parto normal. Já outros são mais delicados e podem se modificar com pequenas ações corriqueiras, como atividades físicas ou quedas. Basicamente, se você tiver um hímen elástico, você nunca sangrará na primeira vez que transar — e talvez nem nas próximas. É anatomicamente impossível. E adivinhe só? No Brasil, esse é justamente o caso de duas em cada dez mulheres.

Desconstruindo mitos

Já deu para perceber que o assunto é rodeado por fabulações, né? Por isso, antes de terminar este capítulo, quero elencar os mitos e as dúvidas mais frequentes a respeito da virgindade. Dessa forma, sairemos dessa conversa um pouco mais informadas e um bocado mais empoderadas para passar a palavra a outras de nós. Vamos lá?

MINHA VAGINA VAI SANGRAR NA MINHA PRIMEIRA VEZ?

Já falamos sobre isso aqui, mas vale reiterar: muitas de nós não apresentam nenhum tipo de sangramento na primeira vez que têm relações sexuais. Mas o que acontece, então, com as mulheres que sangram nesse momento? Por incrível que pareça, o sangue não deriva do rompimento do hímen especificamente, mas de fissuras eventuais que podem ocorrer em alguns capilares e vasinhos sanguíneos superficiais durante a penetração, sobretudo se não houver lubrificação suficiente.

Então, chega de ficar carregando na sua cabeça a imagem do homem honrado que mostra o lençol sujo de sangue pra todo mundo ver que ele se casou com uma mulher virgem. Deixe essa imagem para os filmes que retratam uma época em que a sociedade usava a virgindade das mulheres como moeda de troca, ok?

Agora que já sabemos que o sangue não tem nada a ver com virgindade — ou melhor, que o próprio conceito de virgindade é uma falácia —, você pode se livrar desse peso e levar esse conhecimento para outras meninas e mulheres da sua rede.

VOU SENTIR MUITA DOR NA PRIMEIRA TRANSA?

Este mito é um dos mais cruéis. Talvez numa tentativa desesperada de fazer com que as mulheres não deixassem de ser virgens, criou--se a ideia de que a primeira penetração de um pênis na vagina causa muita dor. A verdade é que nem todas as mulheres sentem dor na primeira relação com penetração. A dor pode estar relacionada a diversos fatores, mas, com toda a certeza, a explicação para senti-la não é o fato de haver o rompimento do hímen.

Muitas vezes ela está relacionada à falta de lubrificação da região da vagina e até mesmo à tensão. Por isso, mais uma vez, quanto mais informações você tiver e mais fiéis à realidade elas forem, mais preparada e relaxada você vai estar na sua primeira vez e, consequentemente, maiores serão as chances de curtir o momento sem grilos — nem dores.

SE EU FIZER SEXO VOU ENGRAVIDAR?

A imagem de que o sexo está associado à reprodução pode ter gerado a falsa ideia de que, ao deixar de ser virgem, a mulher vai engravidar. É claro que, sim, pode acontecer, mas se houver proteção, as chances de engravidar são muito reduzidas.

Uma pesquisa recente divulgada pela revista *Tpm* mostrou que, enquanto uma mulher só pode engravidar uma única vez ao longo de nove meses — o que equivale a uma única gestação — mesmo que faça sexo com nove homens diferentes a cada dia, um homem pode engravidar nove mulheres por dia ao longo dos mesmos nove meses, o que equivale a 2.430 gestações. Logo, a responsabilidade do controle de natalidade deveria ser, no mínimo, compartilhada com os homens. Não faria mais sentido?

No entanto, todo o discurso acerca disso recai sobre as mulheres, o que se justifica, segundo a pesquisa, por meio das crenças de que a virgindade está relacionada à pureza e, portanto, as mulheres se tornam impuras ao fazerem sexo por prazer.

Em suma, entenda que sexo vai muito além de ser apenas um meio de reprodução da espécie humana. Proteja-se e não perca a diversão.

O SEXO VAI ME TRANSMITIR DOENÇAS?

Eis aí um ponto que, de fato, deveria ser uma preocupação geral da sociedade. As infecções sexualmente transmissíveis (ISTs) existem e, como o próprio nome revela, são transmitidas, na maioria das vezes, por meio das relações sexuais (vaginal, oral ou anal). Porém, algumas doenças específicas também podem ser transmitidas por objetos perfurantes ou cortantes contaminados (como seringas, por exemplo). Por isso é preciso cuidado redobrado, sempre. O que vai protegê-la, efetivamente, de contrair ISTs durante o sexo é o uso correto de preservativo.

Aliás, você sabia que existe um preservativo feito para as mulheres? A camisinha feminina foi inventada e, embora seja bem mais cara que um preservativo masculino — que, inclusive, é distribuído gratuitamente em toda a rede do Sistema Único de Saúde (SUS) —, cumpre exatamente as mesmas funções da versão masculina, ou seja, impede a transmissão de ISTs e evita a gravidez. Mas lembre-se: nada de usar os dois ao mesmo tempo, pois o látex pode romper e, aí sim, deixar você e seu parceiro desprotegidos.

É PRECISO USAR PRESERVATIVO SE NÃO HOUVER PENETRAÇÃO?

Muitas meninas que decidem se preservar "virgens" acabam optando por outras vias que lhes proporcionem prazer. Ou seja, ainda seguem com a falsa ideia de que deixar de ser virgem significa romper o hímen e, assim, decidem preservá-lo intacto. Ocorre que, a partir do momento em que passam a acreditar que todas as outras práticas — com ou sem parceiro ou parceira — que proporcionem prazer (sem penetração) não são sexo, podem pensar que não há risco nenhum de contrair ISTs e deixar de se proteger. Mas isso não condiz com a realidade. Quer um exemplo? O sexo anal pode transmitir HPV. Candidíase, gonorreia e sífilis podem ser transmitidas por sexo oral. Então, na dúvida, use preservativo em qualquer prática e sinta prazer de forma segura!

SE EU USAR ABSORVENTE INTERNO OU COLETOR VOU DEIXAR DE SER VIRGEM?

Essa é uma das perguntas que mais recebo em minhas redes sociais. Acredito que ela tenha surgido por conta da falsa ideia de que o hímen protege a vagina da mulher, e deixar de ser virgem significa romper essa barreira. Como já sabemos que isso não passa de um grande mito e, mais do que isso, que o hímen nem é uma barreira completamente fechada, fica mais fácil entender que o uso de absorvente interno ou coletor nada tem a ver com deixar ou não de ser virgem.

Ao contrário, a escolha de qual tipo de absorvente usar para não deixar que o sangue da menstruação suje a calcinha é uma escolha estritamente pessoal e deve ser baseada na experiência individual de cada mulher. Portanto, saiba: não existe um absorvente que seja recomendado para mulheres que tenham vida sexual ativa e outro para aquelas que não a tenham.

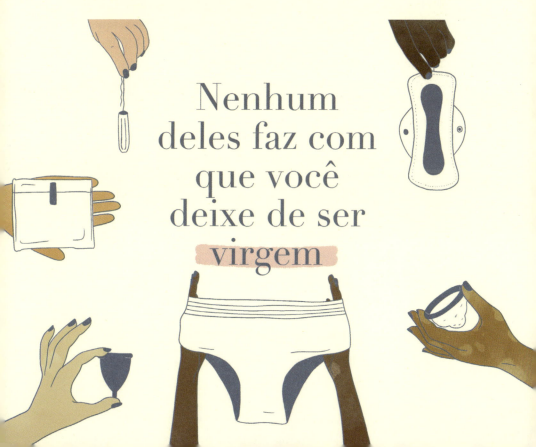

Nenhum deles faz com que você deixe de ser virgem

FUI ABUSADA SEXUALMENTE. NÃO SOU MAIS VIRGEM?

A meu ver, essa é a mais cruel de todas as ideias relacionadas à noção de virgindade. Ao continuarmos propagando a lógica de que deixar de ser virgem significa fazer sexo com penetração pela primeira vez, fazemos com que toda a sociedade acredite que esse é um ato de passagem em qualquer relação sexual, com ou sem consentimento.

Imagine o que significa, para uma menina, ter como recordação de sua primeira experiência sexual um estupro. É, além de triste, revoltante. Se para a ciência é impossível identificar se uma mulher é virgem ou não, e se não existe relação direta disso com essa história de rompimento de hímen na primeira relação sexual, devemos livrar as meninas e as mulheres que sofreram abuso sexual dessa categorização. Fazer com que vítimas de abuso sexual convivam com esse estigma pode trazer muitas consequências negativas, entre elas a incapacidade de vivenciar experiências sexuais prazerosas.

Tachando-as como "não mais virgens", corremos o risco de tirar dessas meninas e mulheres a possibilidade de que enxerguem o sexo como algo positivo, gostoso, excitante e saudável. Minha sugestão para mudar isso é continuar levando informação de qualidade para o maior número de meninas e mulheres possível, para que possam vivenciar a primeira experiência sexual de uma maneira leve e consensual (com ou sem penetração), permitindo que construam uma memória positiva sobre essa experiência. E esse é um dos meus objetivos neste livro.

O QUE VÃO PENSAR DE MIM SE EU NÃO FOR MAIS VIRGEM?

Que você é uma pessoa que iniciou sua vida sexual. Ponto. Ao menos deveria ser apenas isso, embora a gente saiba que nem sempre estamos livres dos julgamentos alheios. Normalmente, a marca fixada em nosso corpo é aquela que diz que, ao transar pela primeira vez, perdemos nossa pureza. É difícil, mas precisa ser um exercício constante: sempre que as pressões começarem a apertar você, lembre-se de que o que você faz, com quem você transa e como transa não definem quem você é nem o seu valor. Entender que a virgindade é um mito é um passo para que você possa explorar melhor a sua relação com o sexo. Sexo não é vergonha, e virgindade também não. A partir do momento em que você se informa e conhece melhor o seu corpo, deixar de ser virgem passa a ser uma decisão individual que, claro, deve ser tomada com consciência e tranquilidade.

E vale lembrar: sexo só é bom se for consentido. Se você quiser, quando quiser, onde quiser, como quiser e com quem quiser.

SOU LÉSBICA E NUNCA TRANSEI COM HOMENS. SEREI VIRGEM PARA SEMPRE?

Essa indagação também é frequente. Já sabemos que um dos mitos mais fortes relacionados à ideia de deixar de ser virgem está relacionado à penetração por um pênis. Isso, como já vimos, não só exclui todas as outras formas possíveis de fazer sexo, como também reforça comportamentos homofóbicos e transfóbicos. E, como qualquer preconceito deve ser desfeito o mais rápido possível, vamos parar de associar a virgindade à penetração, combinado? Por isso, se você é uma mulher que se relaciona com outras mulheres, fique tranquila. O sexo entre mulheres, com ou sem penetração, é sexo e proporciona prazer. Você não precisa fazer sexo com homens para provar qualquer coisa para o resto do mundo. Siga feliz com o seu sexo e com a(s) sua(s) parceira(s) ao longo de sua vida bem vivida.

MAS, ENTÃO, QUANDO DEIXAMOS DE SER VIRGENS?

Note que a pergunta aqui é quando "deixamos" de ser virgens, não quando "perdemos" a virgindade. Afinal, acredito que não há como perder algo que não existe. A virgindade é uma criação sociocultural com uma função bem delineada: controlar nosso corpo e nossa sexualidade. Portanto, a resposta para a pergunta é muito simples: **fica à sua escolha!** As possibilidades são inúmeras. Você pode falar que é virgem para sempre, pode contar que deixou de ser virgem na noite anterior, que aconteceu quando você deu seu primeiro beijo ou que deixou a virgindade pra lá quando fez sexo oral pela primeira vez. Em resumo, não importa o que você decida dizer ou que data você escolha, porque, em termos biológicos, esse evento não existe. Isso a deixa livre, por exemplo, para largar as cargas de todas as recordações relacionadas à dor, à culpa, ao fracasso e à vergonha da sua primeira vez e se prender a um evento que lhe traga uma sensação mais leve, de felicidade e prazer. Eu garanto que, ao fazer isso, a sua relação com o sexo também se tornará mais prazerosa. E, claro, vale mais um lembrete: as coisas melhoram com o tempo e com as experiências acumuladas. Prometo.

Para terminar, quero deixar aqui uma frase poderosíssima do TED "A fraude da virgindade", protagonizado pela dupla Nina Brochmann e Ellen Dahl, autoras do blog Underlivet e do maravilhoso livro *Viva a vagina*: "Se você quer saber se uma mulher é virgem ou não, pergunte a ela. Se ela quer ou não responder a essa pergunta, aí é um problema dela". Em síntese: siga fazendo o sexo que você bem entender porque, no fim das contas, **ninguém tem absolutamente nada a ver com a sua vida sexual** — a não ser, claro, as pessoas envolvidas nela. Divirta-se.

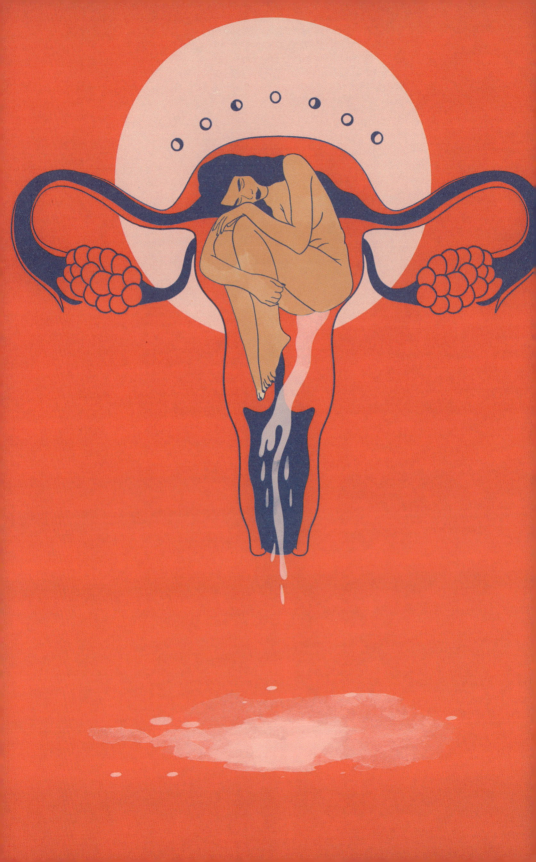

4. Anatomia do prazer:
o que nunca te ensinaram sobre o seu corpo

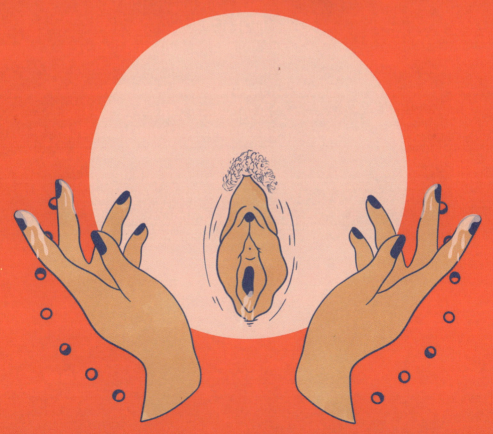

Giovana

chega para sua primeira consulta comigo um tanto apreensiva. Aos 28 anos, sua principal queixa é não conseguir atingir o orgasmo com a penetração. Diz que é fácil alcançá-lo quando se masturba, mas que não consegue gozar quando é penetrada pelo namorado. Há três anos juntos, ela relata, de um jeito bastante triste, que se sente cobrada pelo parceiro. Comenta, ainda, que houve vezes em que a relação sexual foi interrompida ou que ele brochou, chateado por não ser capaz de fazê-la sentir prazer.

Talvez essa história soe familiar para você. Quem sabe uma amiga já tenha passado por algo parecido, ou quem sabe tenha sido você mesma a protagonizar esse enredo. A verdade é que situações assim são mais comuns do que gostaríamos, porque não somos educadas para conhecer nosso corpo. Muitas de nós passam uma vida sem se observar, e não é raro que nossos parceiros ou parceiras tenham mais intimidade com nossa região genital do que nós mesmas. Acontece que, ao nos distanciarmos do autoconhecimento, tomamos distância também de uma vida sexual prazerosa e saudável.

Para começar, façamos uma reflexão rápida: se você pensar, agora, na sua vulva, na sua vagina, que tipo de comentário vem à sua cabeça? Quais sensações surgem em você?

Não ficarei surpresa se muitas das leitoras listarem sentimentos como repulsa, nojo, culpa, medo. Desde muito pequenas, nos acostumamos a ouvir frases de efeito que interferem profundamente em quem nos tornamos. "Senta que nem moça", "tira a mão daí" ou "você não pode porque é menina" são apenas algumas das sentenças que norteiam nossas primeiras descobertas corporais. Se ainda na infância — enquanto estávamos desvendando o mundo e tateando, de forma lúdica, o que nosso corpo era capaz de fazer — fomos podadas por falas enraizadas no sexismo, a partir dali recebemos o aviso taxativo de que o prazer que sentíamos ao tocar ou olhar nossas partes íntimas não era algo permitido. Foi uma condenação. Ensinaram às meninas que fomos que nossas partes íntimas são intocáveis, proibidas, sujas. Acostumamo-nos, então, depois de adultas, a não as olhar, não as tocar e não falar sobre elas.

Podemos fazer outro exercício reflexivo. Quando você precisa se referir às suas partes íntimas, como as denomina? Você sabe como se chama cada componente do seu aparelho sexual e reprodutor? Se sabe, consegue nomeá-los sem vergonha?

Vamos estabelecer um combinado: sairemos deste capítulo com o devido conhecimento do nome das coisas. E, se possível, depois deste capítulo, nos permitiremos reconhecer e experimentar, com menos tabus, medos ou moralismos, nossos genitais.

***

Então vamos lá. Antes de falar especificamente do genital, é imprescindível lembrar que falar da anatomia do prazer deveria incluir o corpo todo, uma vez que ele merece ser explorado por completo. Em cada centímetro de pele mora um potencial erótico incrível. Há várias terminações nervosas espalhadas pelo corpo que podem nos proporcionar um prazer enorme. Entretanto, muitas vezes essas zonas erógenas estão adormecidas ou esquecidas.

Algumas áreas, como dobras internas dos braços e das pernas, pescoço, nuca, axilas, base dos seios, virilha e interior das coxas, costumam ser supersensíveis. Como cada corpo é único e, portanto, cada pessoa vai perceber os estímulos de uma maneira singular, é válido explorar sem pressa, sem medo, percebendo as nuances do prazer.

SEXO NÃO SE RESUME À PENETRAÇÃO (NEM AO ORGASMO!)

Eu sei: disseram para nós que sexo significava penetração vaginal. Parece óbvio o motivo dessa correlação. Mesmo assim, explico: por trás desse pensamento está a cultura falocêntrica, na qual o pênis toma papel central nas relações — tanto de poder como sexuais. Tudo que não se encaixa nesse protagonismo é desconsiderado. Portanto, haveria sexo apenas quando o pênis penetrasse a vagina. Todo o resto se limitaria a uma preparação, a famosa preliminar.

Hoje, sabemos que uma transa não se resume nem precisa de interação entre os genitais para existir. Sexo oral, por exemplo, não é preliminar. É sexo, sim. A mesmíssima coisa com a masturbação. Na dúvida, vale a máxima: preliminar é ser gentil com o garçom, mandar mensagem perguntando como você está, tirar os gatos do quarto. Isso, sim, é preliminar. Todo o resto é sexo.

Ah, só mais um adendo: o objetivo final de uma transa, a linha de chegada, não é o orgasmo. Quando ele vem é ótimo, sabemos, mas isso não quer dizer que sexo sem gozo não seja válido ou que não possa ser tão prazeroso quanto com, ok?

Agora, sim, aos genitais. O que você entende como seu genital? O que já ouviu falar sobre ele? Você sabe como ele se parece?

Pepeca, florzinha, perereca, aranha, fruto proibido são alguns dos apelidos escolhidos para silenciar, oprimir e até ridicularizar nosso genital. O mais próximo que chegamos de um termo técnico provavelmente seja "vagina", pronunciada de maneira breve em alguma aula da escola e usada como referência a tudo que se encontra no meio das pernas. O foco, geralmente, recai sobre os órgãos internos, com ênfase, claro, na função reprodutiva.

Lembra que falei sobre a história do patriarcado como estrutura-base da sociedade em que vivemos? Pois bem, com a medicina não seria diferente. Por anos dominada pelos homens, a ciência médica avaliava a anatomia feminina também por uma ótica machista. E isso se reflete, inclusive, na nomeação de cada parte do nosso corpo. A palavra "vagina", por exemplo, vem do latim e significa "bainha", uma capa para proteger um objeto — neste caso, proteger a "espada", em analogia ao pênis. Um passo além: historicamente, quando se estudava o corpo feminino, era sempre comparando com o corpo masculino, como se esse fosse a grande referência de normalidade. O que é que os homens têm que as mulheres não têm? Cabe lembrar que Aristóteles chegou a dizer que a mulher era um homem mutilado.

Não posso deixar de falar, também, do esquecimento do clitóris. Durante anos, houve um completo desconhecimento de sua existência. Por muito tempo, não apareceu em livros nem manuais médicos. E ele não estava sozinho. Pouco se falava dos lábios, do hímen, do períneo e — pasme! — até mesmo da vulva. E nem precisamos retroceder tanto assim no tempo. Ainda hoje, muita gente acha que vagina é todo o genital feminino. Se essa informação a deixou confusa, respire e venha comigo destrinchar a anatomia do prazer. Ao final do capítulo, deixo uma lição de casa, porque quero que você faça amizade com seu corpo. Quero que você entenda, não só na teoria mas na prática, o que ele é capaz de fazer por você. Então, já fique preparada: escolha um lugar confortável e esteja munida de um espelho, porque, se queremos conhecer nossa anatomia, temos de encará-la.

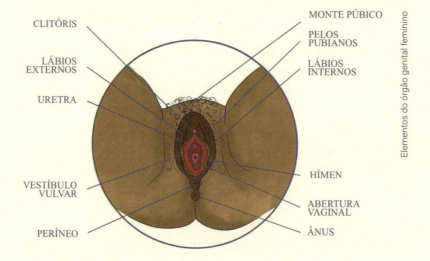

Elementos do órgão genital feminino

Com vocês, a vulva!

A vulva é toda a parte externa da nossa genitália. Se você se olhar no espelho, essa região visível, que erroneamente chamamos de vagina, é, na verdade, a sua vulva. Ela inclui o monte púbico, os lábios internos, os lábios externos, o clitóris, o prepúcio do clitóris, os pelos pubianos, as glândulas de Skene, as glândulas de Bartholin e as entradas da uretra e da vagina. Bastante coisa, né?

Assim como nossas mãos, nariz e olhos diferem de uma pessoa para outra, a mesmíssima coisa acontece com nossa vulva. Cada uma tem suas próprias características, seus próprios traços. Além disso, nossa vulva também muda ao longo da vida e das suas fases — ciclo menstrual, possível gravidez, excitação, menopausa etc. Isso é completamente normal, não existe um padrão único, algo com que sua vulva deveria parecer — embora eu saiba que já tentaram convencer você do contrário.

MONTE PÚBICO

Quando você se olhar no espelho, vai perceber uma região mais fofinha, geralmente coberta de pelos pubianos, que também é conhecida como monte de Vênus. Essa região é formada por tecido adiposo, ou seja, rico em gordura, e recobre o osso púbico. Aliás, uma das suas principais funções é protegê-lo (se você apertar suavemente, consegue sentir o osso por baixo do tecido). Existem muitas variações no formato e no tamanho dessa região, pois algumas pessoas acumulam mais gordura do que outras; inclusive, caso você ganhe ou perca peso rapidamente, vai perceber que essa região ficará diferente. Variações hormonais também são capazes de provocar alterações nela. Puberdade, gestação e menopausa são algumas das fases que podem fazer você notar diferença física no seu monte púbico.

Vale lembrar que é uma região com muitas terminações nervosas, o que faz dela uma área muito sensível. Isso quer dizer que as possibilidades de prazer são infinitas. Não tenha medo de explorá-la!

PELOS PUBIANOS

Com a chegada da puberdade, os pelos começam a crescer no monte púbico. Com o tempo, os fios vão se tornando mais grossos e escuros e se espalham pela virilha, pelos lábios e ao redor do ânus. Suas funções principais são proteger e manter o calor da região genital, diminuindo o atrito da pele com as roupas ou durante o ato sexual e impedindo a entrada de algum patógeno na região. Então, sim, é verdade que eles têm uma função de proteção.

No entanto, frequentemente recebo o seguinte questionamento: depilar ou não a área genital? Acho que a questão aqui não é nem sobre se podemos ou não nos depilar — é óbvio que podemos, se a gente quiser —, mas o porquê de estarmos nos depilando.

A obsessão por uma pele livre de pelos — para as mulheres, logicamente — surgiu com força na década de 1920, impulsionada (é claro!) pela indústria da beleza e reforçada aos quatro ventos pela mídia e pela pornografia. Hoje, quantas de nós colecionam histórias de transas canceladas porque a depilação não estava em dia ou idas à praia postergadas porque o biquíni não dava conta de tapar a depilação por fazer?

Historicamente, os pelos são um dos marcadores de gênero. Se do lado masculino a presença deles denota virilidade, do lado das mulheres a pele lisinha é lida como performance de feminilidade. Já repararam como pelos são vistos como algo "nojento" somente em corpos femininos? Isso sem falar na fetichização que há por trás desse marcador. Ao depilarmos totalmente nossas partes íntimas, por exemplo, deixamos nossa vulva parecida com a de crianças e adolescentes. O que está por trás dessa tentativa de infantilização de mulheres adultas? A ideia de submissão, controle? Sem dúvida, vale uns minutos de reflexão!

Do ponto de vista médico, não há um consenso sobre depilação. Há ginecologistas que defendem que a remoção total de pelos deixa a vagina mais exposta e, por isso, mais suscetível a bactérias e inflamações, e há aqueles que acreditam que os malefícios devem ser observados caso a caso, já que os hábitos modernos de higiene e o uso de roupas substituem um pouco a função de proteção. Na prática, existem mulheres que, ao se depilarem, acabam apresentando infecções recorrentes, lesões na pele e foliculites, enquanto outras não apresentam qualquer reação. Por isso, no fim das contas, a depilação não deve jamais partir de uma imposição, mas sim de uma avaliação extremamente pessoal que você deve fazer a respeito de seu corpo e de suas crenças.

É um questionamento — e um posicionamento — pessoal. Desde que, claro, você sempre leve em conta a sua saúde (física e mental) e observe se arrancar os pelos não está causando infecções indesejadas, como a foliculite, ou, ainda, funcionando como mais uma pequena prisão no seu dia a dia.

LÁBIOS EXTERNOS

Descendo o monte púbico estão os lábios externos, que também são formados por tecido que armazena gordura (tecido adiposo), funcionando como uma "almofada" de proteção, e podem variar de tamanho. Eles seguem abraçando os lábios internos e a entrada da uretra e da vagina, podendo descer até o períneo. Do lado de fora, esses lábios são recobertos por pele pigmentada, ou seja, podem variar de cor de pessoa para pessoa, e são ricos em glândulas e pelos. Já a parte interna, se você abrir com os dedos, vai ver que é mais macia e sem pelos. Por possuírem muita vascularização, os lábios externos incham e se tornam mais sensíveis durante a excitação.

LÁBIOS INTERNOS

São popularmente conhecidos como pequenos lábios, mas prefiro não me referir a eles dessa forma, e explico o motivo: com muita frequência, os lábios internos são mais proeminentes do que os externos — e isso é completamente normal. Acontece que, ao utilizar a expressão "pequenos lábios", fica subentendido que há algo de errado com mulheres que apresentam essa região mais protuberante. É por isso que vamos chamá-los do que eles de fato são: lábios internos.

Os lábios internos são formados de tecido fino, com muitas terminações nervosas — o que torna essa região extremamente sensível —, muitos vasos sanguíneos, além de tecido erétil. Eles costumam ficar inchados durante a menstruação e a excitação. Se você tocar essa região, vai perceber que ela é úmida e parece com a região de dentro da nossa boca. Esse tipo de tecido é chamado mucosa e possui glândulas que fabricam um muco o qual ajuda a proteger a região de ressecamentos.

A cor dos lábios internos pode variar dependendo do tom da pele da mulher e das mudanças hormonais. Durante a gestação, por exemplo, eles costumam aumentar e escurecer. Lembrete: todas essas variações são normais. Normalíssimas. Prometo. Mas, claro, se você notar algo estranho, não hesite em procurar ajuda médica.

CLITÓRIS

Uma das partes mais maravilhosas da anatomia feminina! Ele, o clitóris. É um órgão cuja única função é o prazer sexual. Ele conta com cerca de oito mil terminações nervosas, sendo uma das regiões com mais sensibilidade no corpo humano. Sua origem embriológica é a mesma do pênis, pois, quando estamos na barriga de nossas mães, até mais ou menos 12 semanas de gestação, independentemente do sexo, as genitálias dos fetos são idênticas, são uma estrutura chamada tubérculo genital, que vai, em algum momento, se desenvolver e se diferenciar em órgão genital dito masculino ou feminino. Como se originam da mesma estrutura, pênis e clitóris têm tecidos, formatos e funções parecidos. Ambos são, por exemplo, órgãos eréteis. Sim, você entendeu bem: se você tem um clitóris, você também pode ter ereções quando está excitada!

Vale ressaltar que o que conseguimos ver no topo da nossa vulva é apenas uma parte desse órgão maravilhoso, o qual pode chegar a medir até dez centímetros. Algumas de suas partes principais são:

Glande: é a única parte visível do clitóris, o famoso "botão do prazer". É uma zona extremamente sensível, com milhares de terminações nervosas concentradas em um pequeno espaço, além de vasos sanguíneos e tecido erétil. Pode ter tamanhos variados e aumenta durante a excitação. Pode ser parcial ou completamente coberta por um capuz de pele.

Prepúcio: é uma dobra de pele que se forma pela união dos lábios internos e recobre a glande do clitóris, agindo como um capuz protetor. Se você o puxar suavemente para trás, verá toda a glande do clitóris exposta.

Corpo, crus e bulbo: essas partes do clitóris não são visíveis, ficam escondidas na vulva, e é por isso que dizemos que o clitóris é muito maior do que a glande e pode chegar a dez centímetros. Também é uma região cheia de tecidos eréteis. Quando ficamos excitadas, essas partes se enchem de sangue, aumentando de tamanho e levando o tecido do clitóris para mais perto do canal vaginal, ampliando a sensibilidade.

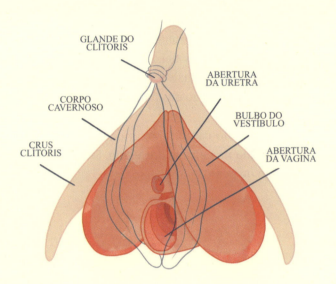

Com tanto potencial para o prazer, esse é, sem dúvida, um órgão que merece todo o nosso carinho e dedicação.

VESTÍBULO VULVAR

Se você afastar seus lábios internos, essa é a região que ele recobre. O vestíbulo vulvar engloba:

Meato uretral: é o orifício por onde sai a urina. Fica abaixo do clitóris e acima da entrada da vagina. É o local onde a uretra se conecta com a parte externa.

Introito vaginal: é assim que chamamos a entrada da vagina; também faz parte da vulva e fica localizado entre o meato uretral e o períneo.

Então, se você avaliar bem, vai ver que temos dois orifícios diferentes, um por onde sai a urina e outro por onde sai a menstruação.

Glândulas de Skene e Bartholin: esses nomes difíceis se referem a dois pares de glândulas localizadas na nossa vulva. As glândulas de Skene estão localizadas ao redor da uretra e as glândulas de Bartholin, próximas à entrada da vagina. As duas têm um papel importante na lubrificação da vulva, produzindo fluidos transparentes que mantêm essa região úmida e protegida. Durante a excitação, há um aumento nessa produção, nos deixando "molhadas" e preparadas para o sexo. Acredita-se, inclusive, que as glândulas de Skene são as responsáveis pela produção da chamada "ejaculação feminina".

Hímen: Como vimos no capítulo anterior, é uma pequena e fina membrana localizada na entrada da vagina. Sua forma, tamanho e resistência variam de pessoa para pessoa.

BRASIL: CAMPEÃO MUNDIAL DE CIRURGIAS ÍNTIMAS

Já que estamos falando sobre a genitália feminina, precisamos falar de algo importantíssimo: o Brasil é líder em "cirurgia íntima feminina", contabilizando aproximadamente 21 mil procedimentos por ano. Fazemos o dobro de procedimentos que as norte-americanas, que figuram no segundo lugar do ranking. A procura por esses serviços vem, em sua maioria, de mulheres entre 18 e 35 anos, segundo informação da Sociedade Brasileira de Cirurgia Plástica (SBCP), e a solicitação mais comum é de "correções estéticas", como, por exemplo, diminuição dos lábios internos (ninfoplastia[1]), injeção de gordura nos lábios externos, clareamento da região genital ou, ainda, lipoaspiração na região pubiana. Sim, lipoaspiração na região pubiana!

Esses procedimentos têm alto custo e são invasivos; portanto, apresentam risco de perda de sensibilidade local — além, é claro, de aumentarem a pressão estética que nossos corpos sofrem. Não é absurdo pensar que nem nossas vulvas saem ilesas das pressões e opressões impostas sobre as mulheres? Padrão estético para a vulva? Não seria esse o cúmulo da opressão? A vulva considerada ideal não tem assimetrias, pelos, alterações de cor nem cheiro. É a chamada "vulva da Barbie". Só que a Barbie é uma boneca de plástico que nem vulva tem.

No meio disso há, ainda, a questão do controle financeiro sobre nossos investimentos. Afinal, aos olhos do patriarcado, uma mulher que coloca seu dinheiro a serviço da pressão estética é menos perigosa para a manutenção do sistema vigente do que aquela que usa o mesmo montante para investir em conhecimento e autonomia.

De minha parte, espero que sejamos livres para escolher seja lá o que quisermos, mas que façamos nossas escolhas sempre com os pés firmados em informações verídicas e de qualidade e, mais do que isso, em nossas próprias avaliações sobre o que será ou não positivo para nós. Só assim conseguiremos implodir as estruturas de controle às quais nossa existência está presa.

---

1. A ninfoplastia, ou redução dos lábios internos, é recomendada em alguns raros casos em que há um incômodo físico pelo excesso de pele. Neste caso específico, estamos falando de saúde — e não de estética.

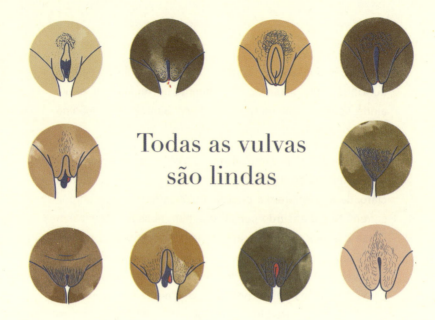

E a vagina?

Como dito anteriormente, é muito comum o uso incorreto da palavra "vagina" para nomear o que acabamos de apresentar e se chama vulva. Já sabemos, então, o que não é a vagina. Vamos descobrir o que ela é, afinal?

A vagina é a parte interna do genital, uma cavidade fibromuscular que vai do introito vaginal, localizado na vulva, até o colo do útero. É por onde descem nossos fluidos, como o sangue menstrual, a via por onde saem os bebês e o espaço em que pode haver penetração de dedos, pênis, dildos e vibradores. Seu tamanho e sua profundidade variam de pessoa para pessoa, mas tem em média de sete a dez centímetros. Durante a excitação e o parto, a vagina tem a capacidade de se dilatar e aumentar de tamanho, permitindo a penetração ou a passagem do bebê. O canal vaginal possui bem menos inervações do que o clitóris, ou seja, menos sensibilidade. Isso é o que torna possível o uso de absorventes internos, coletores e a saída de um bebê, mas também é o que diminui a possibilidade de se atingir o orgasmo apenas com penetração.

Lembra da história da Giovana, no começo desta conversa? Pois é. Foi a partir do conhecimento adquirido sobre a anatomia de seu corpo que ela, enfim, conseguiu entender que, no seu caso, o prazer era mais intenso acompanhado da estimulação do clitóris. Com a descoberta feita, conversou com o namorado sobre outras possibilidades e, hoje, chega ao clímax com frequência maior. Mas vale lembrar: o orgasmo não é a métrica de sucesso de uma transa. Falaremos mais sobre isso no capítulo 7.

E o tal do ponto G existe?

Em 1950, o ginecologista alemão Ernst Gräfenberg levantou a possibilidade da existência de uma zona erógena no canal vaginal conhecida como ponto G. Décadas depois, esse assunto ainda é controverso e bastante contestado.

Os estudos que defendem a existência do ponto G falam sobre uma região localizada no início do canal vaginal em que haveria um ponto de concentração de terminações nervosas que proporcionaria prazer ao ser estimulado. Há quem defenda que é uma região do clitóris, que pode ser acessada internamente pela parede vaginal. Também é possível que não seja encontrado em todas as mulheres. Se você quiser testar, insira o dedo indicador no canal vaginal (cerca de 3 a 5 centímetros já é suficiente), com a palma da mão virada para cima, e palpe até encontrar uma região com textura mais rugosa — esse é o local que deve ser estimulado realizando um movimento de vaivém, parecido com aquele movimento que fazemos de "vem cá".

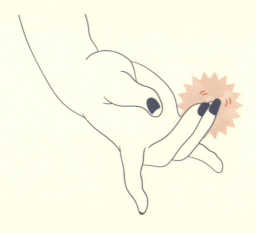

Mais importante do que provar ou não a existência de um ponto específico no corpo feminino, vale dizer que há diversas áreas do corpo humano que podem ser estimuladas para que alcancemos níveis diferentes de excitação. O mais importante, então, é se tocar e descobrir o que funciona para você.

Útero e ovários

Embora o objetivo principal deste capítulo seja apresentar a você a anatomia que tem relação direta com o prazer, é impossível não falar dos nossos órgãos internos, estruturas que estão conectadas com nosso ciclo menstrual, a produção de hormônios, além da nossa fertilidade. Já ficou claro que, por aqui, autoconhecimento nunca é demais, né?

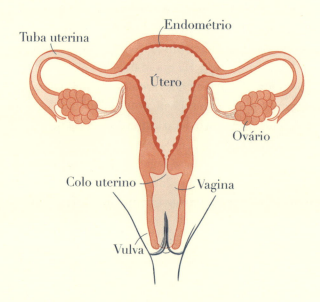

Começamos pelo útero, estrutura localizada na nossa pelve, que tem o formato de uma pera invertida. Ele mede entre oito e dez centímetros em pessoas que não estejam grávidas nem na menopausa, e é composto por camadas. Sua camada interna, chamada endométrio, é uma mucosa que varia muito ao longo do nosso ciclo menstrual. Todos os meses, ele se enche de sangue e aumenta de tamanho se preparando para receber uma possível gravidez. Caso ela não ocorra, o endométrio se desprende e descama, em forma de menstruação. As paredes do útero são formadas por um tecido muscular bem grosso, que se contrai durante o parto e durante a eliminação do sangue menstrual, causando as cólicas.

A entrada do útero é conhecida como colo uterino. Se você inserir um dedo no canal vaginal por cerca de 8 a 10 centímetros, vai encontrar uma estrutura de consistência firme, porém macia, semelhante ao nosso nariz, porém maior e mais úmida. O colo protege o útero da entrada de corpos estranhos, ou seja, nenhum absorvente interno, coletor ou mesmo pênis consegue chegar até a parte de dentro do útero — por isso, aquela história de que sexo na gravidez pode machucar o bebê não passa de um mito. O colo até possui um orifício que permite a saída da menstruação e do muco cervical, mas, em geral, ele mede cerca de 1 a 2 centímetros, se dilatando apenas durante o trabalho de parto para permitir a saída do bebê. É na região do colo que o exame preventivo é realizado para detectar alterações celulares que possam evoluir para um câncer.

Nas laterais do útero, em ambos os lados, encontramos as tubas uterinas, uma espécie de canal que serve para captar os óvulos liberados pelo ovário e conduzi-los até o útero. É nessa região que é realizada a laqueadura tubária, um dos métodos definitivos de prevenção de gravidez. Também nas laterais encontramos os dois ovários, estruturas que têm como funções principais a produção e o armazenamento dos óvulos e a produção de hormônios ligados ao nosso ciclo menstrual e à nossa sexualidade, como estrogênio, progesterona e pequenas doses de testosterona.

O estrogênio atua na sexualidade, mantendo o impulso sexual e melhorando o humor em geral, além de conservar os tecidos da vulva e da vagina mais lubrificados, o que facilita na hora do sexo. A testosterona estimula o desejo sexual, o impulso por sexo mais intenso, melhora o humor e a sensação de vitalidade e aumenta pensamentos e fantasias sexuais. Já a progesterona atua negativamente na sexualidade, diminuindo o impulso sexual e a sensação genital. Ela também pode causar irritabilidade, retenção de líquidos e dores nas mamas e na cabeça. Esses hormônios costumam oscilar muito durante nosso ciclo menstrual, ora aumentando, ora diminuindo bruscamente, por isso é completamente normal observarmos alterações em nosso estado geral, humor e até tesão em cada fase.

Cérebro

Ué? O cérebro na anatomia do prazer? Sim, eu tive que o incluir nesta lista, afinal de contas não há dúvida de que o cérebro é o órgão sexual mais importante do ser humano. É ele que controla e regula toda a nossa conduta sexual. O cérebro armazena todos os nossos aprendizados, baseados em vivências sociais e pessoais, para determinar fatores que funcionam como estimulantes ou inibidores da nossa sexualidade; ou seja, diferentemente de outros animais, nós humanos não respondemos somente a questões biológicas e impulsos hormonais, mas interpretamos situações e decidimos se aquilo é ou não excitante para nós com base em nossas experiências.

Além disso, ocorrem, em nosso cérebro, a produção e a regulação de substâncias químicas chamadas neurotransmissores, que atuam estimulando ou inibindo o desejo sexual. Um exemplo é a dopamina, que aumenta não somente o desejo sexual, mas também a nossa busca ativa por qualquer fonte de prazer. Do lado oposto, por assim dizer, temos a prolactina, que age inibindo o impulso sexual, reduzindo o orgasmo e a testosterona no corpo. Sabe uma situação em que a prolactina está aumentada? Na amamentação, por isso é comum sentir menos desejo sexual nessa fase.

***

Agora que já percorremos nossa anatomia do prazer, vamos à lição de casa. Lembra do espelho? Pois então, sente-se confortavelmente no chão ou se deite na cama, abra as pernas, posicione-o à frente de sua vulva e sem medo, com as mãos, comece a tatear as partes que você conheceu neste capítulo. Identifique cada uma delas com a denominação correta. Tente estimulá-las e perceba que tipo de sensações elas são capazes de provocar em você. É como se você estivesse mapeando um novo terreno e demarcando, com pequenas bandeiras na memória, as partes que fazem você se sentir desse ou daquele jeito. É quase um mapa da mina de ouro.

Ao se conhecer, você não só será capaz de se proporcionar mais prazer, mas também desenvolverá mais repertório para comunicar seus desejos e anseios a parceiros e/ou parceiras. Mas isso é assunto para outro capítulo. Neste, fico feliz se conseguir, de alguma forma, auxiliar você a se conectar com o seu corpo. Volte para esse guia sempre que precisar. Espero que ele ajude você a se reconhecer, explorar, valorizar e se tocar com curiosidade. E amor. Sempre.

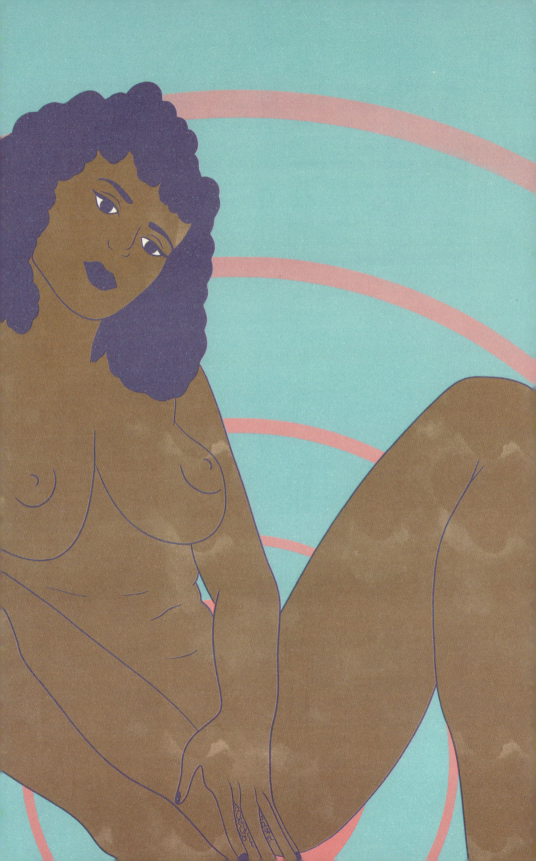

5.

Ciclo de resposta sexual:

como funciona o nosso corpo, do desejo ao orgasmo

Raquel,

32 anos, me procura no consultório alegando que está "quebrada", que algo dentro dela não funciona mais como antes e ela não sabe o que fazer. Está em um relacionamento sério com sua parceira há quatro anos e relata que, no começo, sentia vontade de transar a todo momento, mas, nos últimos dois anos, percebeu que pensa menos em sexo e que sua parceira tem se queixado que ela não a procura mais. Raquel me conta que seu relacionamento é maravilhoso, que ama muito sua namorada, que o sexo é sempre ótimo e daria tudo para sentir o desejo que sentia no começo.

•••

Agora que você já é uma expert na sua anatomia, é o momento de entender como se desenvolve nossa resposta sexual. Os mamíferos, em geral, fazem sexo apenas com finalidade reprodutiva, respeitando épocas específicas e deixando o componente biológico falar mais alto. Se você tem algum animal de estimação já ouviu falar disso, o que chamamos popularmente de "cio". Para nós, humanos, a história é diferente. Como vimos anteriormente, temos em nosso corpo um órgão exclusivo para o prazer — além de muitas outras regiões com potencial para essa sensação —, e é justamente esse elemento sensorial que diferencia nossa sexualidade da de outros mamíferos: não fazemos sexo apenas para procriar, fazemos sexo por prazer.

Ciclo de resposta sexual

O que chamamos de ciclo de resposta sexual é uma série de reações (físicas ou não) que são desencadeadas em nosso corpo quando recebemos um estímulo sexual positivo. Esse ciclo é composto de fases específicas, que vão desde o que acontece quando sentimos desejo até como nosso corpo reage durante e depois desses estímulos. Entender esse ciclo nos ajuda não só a nos conhecer melhor, mas também a identificar problemas sexuais e procurar tratamentos adequados, se for o caso.

O entendimento da resposta sexual feminina foi deixado de lado durante muitos anos, mas felizmente evoluiu bastante nas últimas décadas. Um dos marcos mais significativos aconteceu em 1966, quando Masters e Johnson publicaram o livro *Human sexual response* [A resposta sexual humana]. Talvez você já tenha ouvido falar nesse famoso casal de sexólogos que revolucionaram os estudos de sexologia pois estudavam os pacientes não só por meio dos relatos, mas também da observação de casais mantendo relações em laboratório. Foi dessa forma que mapearam as principais alterações e descreveram o ciclo de resposta sexual. Na época, eles propuseram o que chamamos de modelo linear, que mais tarde foi adaptado pela psicóloga e psiquiatra Helen Kaplan. No modelo de Masters e Johnson, quatro fases ocorrem de maneira sucessiva.

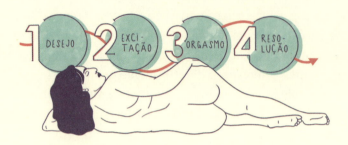

DESEJO SEXUAL

Segundo o modelo linear, essa seria a primeira fase da nossa resposta sexual, nossos pensamentos e impulsos sexuais — basicamente, nossa vontade de fazer sexo. Nosso desejo é influenciado por vários fatores, como o mental (pensamentos e imagens), o emocional (influências psicológicas) e o físico (influências químicas e hormonais que agem no nosso corpo e no nosso cérebro). Aliás, vale relembrar aqui que o cérebro é, de longe, nosso órgão sexual mais importante, afinal qualquer estímulo que recebemos, seja visual, auditivo ou tátil, é levado até ele através de terminações nervosas, e lá será interpretado como algo que desencadeia ou não nosso desejo.

EXCITAÇÃO

Ainda conforme esse modelo, a excitação seria a segunda etapa do nosso ciclo, quando nossa mente e nosso corpo reagem a estímulos positivos com uma série de alterações, como, por exemplo, aumento da frequência cardíaca e respiratória, espasmos involuntários de músculos, rubor da pele, aumento no tamanho do clitóris e dos lábios internos, lubrificação e dilatação do canal vaginal. Sabe quando você está no meio de um beijo intenso e sente o coração disparando e a calcinha ficando molhada? Isso é o seu cérebro reagindo a um estímulo positivo e liberando diversos hormônios que fazem você se sentir excitada.

ORGASMO

Se os estímulos continuarem e a excitação for aumentando até chegar em sua tensão máxima, há a possibilidade de atingir nossa próxima fase, um pico culminante de prazer também conhecido como orgasmo. Muitas alterações físicas acontecem nessa fase — os sentidos ficam anestesiados, ocorrem contrações involuntárias na região genital (sabe aquela sensação de que a vagina está latejando?) e os hormônios e neurotransmissores liberados no corpo promovem sensação de bem-estar e relaxamento. Não se preocupe, esse fenômeno chamado orgasmo tem um capítulo só para si neste livro, o 7.

RESOLUÇÃO

A última fase do nosso ciclo acontece após o orgasmo, e é quando o corpo volta para um estado de repouso, as frequências cardíaca e respiratória se normalizam, os músculos relaxam, clitóris e lábios desincham, toda a tensão gerada pela excitação se dissipa e é comum que algumas pessoas sintam sono. Sabe quando a pessoa vira pro lado e dorme depois de transar? É a resolução entrando em cena. Em geral, mulheres não têm essa fase tão intensa e, diferentemente dos homens, conseguem emendar um novo ciclo logo após um orgasmo.

***

Durante muitos anos, o modelo linear de resposta sexual era o único conhecido e aceito. Em 2001, a psiquiatra canadense Rosemary

Basson, ao estudar a sexualidade feminina, percebeu que esse modelo não se enquadrava muito bem para grande parte das mulheres, sobretudo aquelas que se encontravam em relações mais longas, e propôs um novo formato para esse ciclo de resposta sexual, chamado modelo circular.

Alguns pontos observados em seus estudos a motivaram a sugerir essa mudança. O primeiro deles foi a percepção de que, para algumas pessoas, o desejo espontâneo desaparecia após um tempo de relacionamento e se transformava no que ela chamou de desejo responsivo. Calma, eu explico: o modelo de quatro etapas que vimos antes apresenta o desejo como algo que acontece espontaneamente (aqueles pensamentos sobre sexo ou vontade de fazer sexo que surgem do nada). Como num começo de relacionamento, quando mal conseguimos ver um filme sem transar. Rosemary defende que esse padrão existe apenas em alguns momentos — no início de relação, quando casais reatam depois de um término, quando mudam a rotina (em férias, por exemplo), ou até mesmo em algumas fases da vida ou do ciclo quando nossos hormônios estão a mil, por exemplo, na ovulação.

Basson observou que, depois de um tempo em um relacionamento, muitas mulheres, e até mesmo alguns homens, percebem uma queda nesse chamado desejo espontâneo e passam a apresentar um desejo mais responsivo. Isso significa que, muitas vezes, encontram-se em um estado de neutralidade sexual, quando não estão necessariamente pensando ou desejando sexo, mas, se receberem os estímulos corretos, a excitação aparece e traz com ela um desejo responsivo. É mais ou menos assim: você e seu parceiro ou sua parceira já estão há alguns anos juntos e agora conseguem ver um, dois ou até dez filmes sem transar; na verdade, você nem pensa muito em sexo, e às vezes chega a ter preguiça. Porém, se rolar aquela massagem que você gosta, ou quem sabe uns beijos demorados, ou ainda aqueles amassos no sofá, a vontade aparece, vocês transam e é tudo ótimo.

Percebe a diferença? O desejo já não vem espontaneamente como no começo — ele aparece depois que a pessoa aceita os estímulos positivos que a deixam excitada. Sendo assim, seria um modelo circular, em que uma etapa reforça a outra.

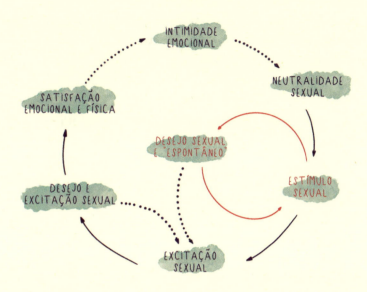

Outra mudança importante proposta nesse novo ciclo é a retirada do foco no genital e a valorização da satisfação sexual e da intimidade emocional. Isso porque a psiquiatra defende que nem sempre o que motiva o sexo é apenas o desejo de contato das partes íntimas — pode até ser, mas, muitas vezes, é sobre uma busca por intimidade, uma necessidade de conexão, ou, quem sabe, até um alívio de tensão. Sendo assim, o orgasmo não necessariamente seria o único desfecho positivo possível, nem mesmo o principal objetivo de todas as relações sexuais, sendo possível obter prazer e sair satisfeita de uma relação ainda que sem atingi-lo.

Essas informações parecem técnicas demais, eu sei. Mas elas estão aqui porque acredito que uma das principais fontes do empoderamento é o autoconhecimento e que, por esse caminho, somos capazes de melhorar muitos aspectos da nossa vida. E nós merecemos isso.

É claro que, na prática, essas fases todas se sobrepõem, e não é tão simples identificar cada uma; no entanto, conhecê-las nos traz mais clareza sobre o que acontece em nosso corpo e nos ajuda a melhorar nossa vida sexual, a saber identificar quando algo nos incomoda e a reconhecer as alterações naturais. Um exemplo disso é o caso clínico do início deste capítulo. Raquel sentia que estava "quebrada", que precisava de conserto pelo simples fato de não apresentar mais desejo espontâneo. Não foi preciso mais do que uma breve explicação para tranquilizá-la de que isso era normal e, inclusive, uma das maiores queixas ouvidas no consultório. Ela não era diferente ou errada, só não tinha as informações corretas e infelizmente, em vez de tirar o melhor proveito do seu desejo responsivo, passou anos se culpando e sofrendo por não se sentir mais como no início do namoro.

É evidente o quanto questões sexuais impactam a vida das pessoas, tanto positiva quanto negativamente. A Organização Mundial da Saúde (OMS) reconhece a sexualidade como um dos pilares da qualidade de vida de qualquer ser humano. Nossa saúde sexual está diretamente ligada ao nosso bem-estar físico, psíquico e sociocultural — variantes que se retroalimentam. Se há alguma dificuldade na saúde física, mental ou emocional, o bom funcionamento da sexualidade também é prejudicado, e vice-versa.

Podemos exemplificar isso com a depressão, doença que costuma causar danos às fases do ciclo de resposta sexual, atrapalhando principalmente o desejo, mas também embaralhando a excitação e até a capacidade de orgasmo. Por outro lado, se a vida sexual é saudável, seus benefícios podem até se espalhar para o campo psíquico, contribuindo para a melhora em alguns dos sintomas depressivos, como a insônia.

✳✳✳

Dificuldades com a sexualidade geram impactos negativos nos relacionamentos, na vida social e na saúde mental e física de muitas mulheres. É imprescindível falar sobre o assunto, já que, durante muitos anos, a sexualidade feminina foi absolutamente ignorada. Os estudos e os livros sinalizavam que a mulher desempenhava um papel passivo no ato sexual. Sua capacidade de sentir prazer nem sequer era levada em conta. Embora ainda seja cercada de muitos tabus, nos últimos anos a sexualidade feminina começou, finalmente, a ser cada vez mais estudada e compreendida, e isso nos permitiu não só falar sobre prazer feminino, mas também identificar o que chamamos de disfunções sexuais femininas.

Uma disfunção sexual pode ser definida como uma alteração persistente ou recorrente em alguma fase do ciclo de resposta sexual que causa desconforto ou insatisfação na hora do sexo. Infelizmente, é algo mais comum do que se imagina. Segundo o Estudo da Vida Sexual do Brasileiro (EVSB), no Brasil 28,5% da população feminina estudada relatou ter alguma dificuldade sexual, o que representa quase um terço das mulheres pesquisadas. Os fatores que desencadeiam uma disfunção sexual são muitos: traumas, situações de vulnerabilidade, aspectos socioculturais (crenças, tabus e desconhecimento da sexualidade feminina), variações hormonais, entre outros.

As principais disfunções sexuais femininas podem ser agrupadas da seguinte forma:

- Transtorno do interesse/excitação sexual feminino: quando há uma alteração nas fases de desejo e/ou excitação sexual, levando à ausência ou à diminuição de tais componentes.

- Transtorno do orgasmo feminino: quando há diminuição na frequência ou ausência de orgasmo mesmo depois da excitação sexual com estimulação no lugar, na intensidade e no tempo corretos.

- Transtorno da dor genitopélvica/penetração: quando há dor na região vulvar ou na tentativa de penetração de maneira recorrente e persistente.

Essas são as principais categorias que profissionais usam para abordar problemas sexuais, mas é fácil perceber, em consultório, que muitas mulheres não apresentam nenhum distúrbio — sobretudo quando estamos falando de orgasmo e desejo. As dificuldades relatadas têm muito mais a ver com falta de informação, machismo na criação, falta de conhecimento do próprio corpo e questões socioculturais do que com questões biológicas. Retomaremos esse assunto de forma mais profunda em outros capítulos, mas, antes, quero compartilhar uma queixa frequente que merece atenção redobrada: dor durante a relação sexual. Quando uma paciente me traz esse sintoma, uma luz vermelha se acende na hora.

Dor na relação sexual

O incômodo pode se apresentar de várias maneiras: ardência ou dores superficiais na vulva, dor ou desconforto no canal vaginal ou no baixo-ventre durante a tentativa de ou durante a penetração (seja de objetos ou pênis) ou, ainda, a sensação de que há uma "barreira", como se o canal se fechasse, impedindo qualquer penetração. Casos assim são frequentes e, na maioria deles, soma-se ao problema o fato de a mulher demorar para procurar ajuda. Sabemos: o desconforto durante o sexo foi naturalizado para mulheres. Há uma herança histórica que nos diz que não devemos desfrutar do sexo. Por isso, quando sentimos dor, muitas de nós acham que é normal. Por vergonha, medo ou pura falta de informação, deixamos de procurar ajuda. E pode piorar... não são poucos os depoimentos que escuto de mulheres que chegam ao meu consultório dizendo terem ouvido de outro profissional que o que relatavam era frescura. É por isso que reforço, com todas as letras: sua dor não é frescura, e você não está sozinha!

Há muitas causas para esse possível desconforto. Entre elas, podemos destacar as seguintes:

- Falta de lubrificação. É muito comum e acontece principalmente quando há grandes variações hormonais, como no puerpério, na amamentação e na menopausa, ou quando há uma tentativa de penetração sem estimulação antes (lembra que, na excitação, nosso corpo se prepara, produzindo inclusive a lubrificação?).

- Infecções genitais, como candidíase ou infecções bacterianas. Essas infecções costumam causar, além de corrimentos, dores e desconfortos no sexo.

- Comorbidades pélvicas, como miomas uterinos, cistos no ovário, endometriose, infecções urinárias, síndrome do intestino irritável.

- Cirurgias pélvicas ou genitais, assim como radioterapia ou quimioterapia.

- Vulvodínia. Trata-se de uma condição que causa dor superficial na região da vulva e pode ter muitas causas, desde fatores psicológicos até traumatismos que desencadeiam uma reação inflamatória.

- Vaginismo. É uma condição em que os músculos pélvicos se contraem de maneira involuntária, gerando dor ou desconforto recorrente e impedindo ou dificultando a entrada de pênis, dedo ou qualquer objeto na vagina. A pessoa, em geral, não tolera nenhum tipo de penetração, ou, se tolera, é sempre com muito desconforto. Assim como a vulvodínia, também é uma doença multifatorial.

Embora existam as causas físicas, quando falamos de dor na relação muitos fatores emocionais e psicológicos também estão envolvidos no processo, e em geral esses fatores se retroalimentam. É comum que, após um episódio de relação dolorosa, seja criado um mecanismo de antecipação, ou seja, uma previsão de que a próxima relação também vai doer; isso gera tensão, intensifica o sofrimento e, por vezes, provoca reações físicas, como a contração da musculatura pélvica, que, por sua vez, aumenta a dor, num ciclo que pode causar evitação e medo do sexo.

É por isso que, em caso de dor, a procura por ajuda deve ser feita o mais rápido possível. A boa notícia é que tudo isso pode (e merece) ser cuidado. Existem diversas opções de tratamento, que geralmente incluem uma equipe multidisciplinar. Nossa saúde sexual tem efeito direto na nossa qualidade de vida. Por isso, lembre-se: dor no sexo não é normal. Normal é sentir prazer — e se divertir sem culpa no processo.

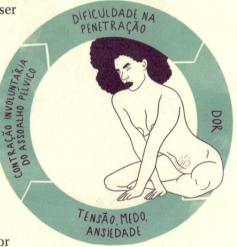

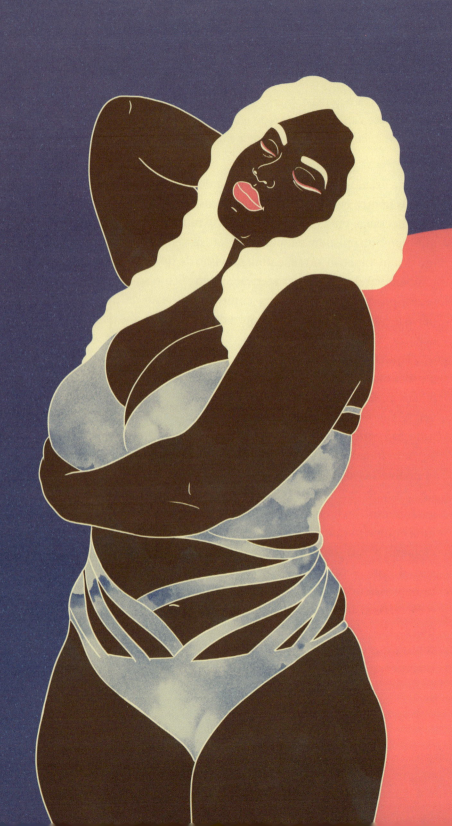

6.

Desejo:

ajustando a engrenagem que move a sexualidade

Tereza

procura meu consultório queixando-se de que tem muita preguiça de fazer sexo. Casada há quatro anos, ela diz que, após o nascimento de seu último filho, há um ano, tem se sentido cansada e sem vontade de transar. Relata ainda que, no começo da relação, queria fazer sexo com bastante frequência e tomava a iniciativa diversas vezes, mas atualmente só tem relações quando o marido a procura. Ela conta que as relações são prazerosas e que depois que começa ela gosta muito, chegando ao orgasmo, inclusive, na maioria das vezes. No entanto, ela se sente incomodada pelo fato de não sentir mais desejo como antes, mesmo ainda amando muito seu parceiro.

Essa é provavelmente a queixa mais frequente que presenciei em anos atendendo em consultório — e até mesmo em conversas informais com outras mulheres. Segundo especialistas, a queixa de diminuição ou perda do desejo sexual acomete cerca de quatro em cada dez mulheres. Ocorre com mulheres de todas as idades, mas costuma se intensificar com o passar dos anos, com a proximidade da menopausa ou nos casos de relacionamentos longos. E, assim como a maior parte das queixas sexuais, costuma vir acompanhada de muita angústia e acaba trazendo obstáculos para os relacionamentos.

Como vimos no capítulo anterior, o desejo sexual pode ser compreendido como o interesse ou o apetite por sexo. Vimos também que o ciclo de resposta sexual circular, proposto por Rosemary Basson e aceito atualmente, pontua a diferença entre desejo espontâneo (vontade de fazer sexo independente de estímulo prévio) e desejo responsivo (vontade despertada a partir de estímulos excitantes).

A ausência ou diminuição do desejo espontâneo ao longo do tempo é algo natural, sobretudo quando se trata de relacionamentos mais duradouros. Portanto, se você se identificou com o relato da Tereza e compara sua falta de desejo atual com a vontade de transar em qualquer canto da casa do início da relação, é importante que conheça uma das principais responsáveis por isso: a química da paixão.

QUÍMICA DA PAIXÃO

Quando nos apaixonamos, nosso cérebro passa por algumas alterações, liberando hormônios e neurotransmissores que nos deixam, digamos, embebidos de tesão. Há um aumento temporário na liberação de ocitocina, dopamina e testosterona, o que nos deixa mais motivadas, mais propensas a formar

> vínculos, mais impulsivas e com mais tesão. A dopamina, inclusive, é um hormônio que age nos mecanismos de recompensa no nosso cérebro, os mesmo que são ativados quando comemos algo saboroso ou com o consumo de substâncias viciantes, como algumas drogas.
>
> Em resumo, ficamos basicamente viciados na pessoa com quem estamos nos envolvendo, supermotivadas e com o desejo nas alturas, mas, em alguns meses (em média 12-18 meses), os hormônios e neurotransmissores se estabilizam e, consequentemente, aquele fogo todo diminui.

Além do fator químico, há outro ponto que devemos considerar nessa equação: o fenômeno de habituação. A lógica é a seguinte: sempre que somos expostas a um estímulo novo, ele provoca reações intensas em nosso organismo, mas, se formos expostas ao mesmo estímulo repetida vezes, o nosso corpo se habitua a ele e as sensações vão ficando bem menos intensas. E isso funciona com os mais diferentes estímulos. Tente se lembrar, por exemplo, de uma música da qual você gosta muito. Aposto que, na primeira vez que você a ouviu, teve sensações fortíssimas, mas, depois de ouvi-la centenas de outras vezes, mesmo ainda gostando muito, as sensações provavelmente se abrandaram. Com o estímulo sexual, acontece exatamente igual. Quando acabamos de conhecer alguém, o fator novidade deixa tudo mais intenso, mas aos poucos isso tende a diminuir.

Portanto, se já sabemos que isso acontece naturalmente, insistir na manutenção do desejo espontâneo e/ou ficar lamentando e desejando recuperar aquele fogo do início da relação só vai nos causar frustração. É importante entendermos esses conceitos para então trabalharmos com a realidade. A ideia aqui é focar no nosso desejo de forma ampla, seja ele espontâneo ou responsivo, para compreender como ele se desenvolve — o que o prejudica, o que o estimula e o que podemos fazer para mantê-lo sempre por perto.

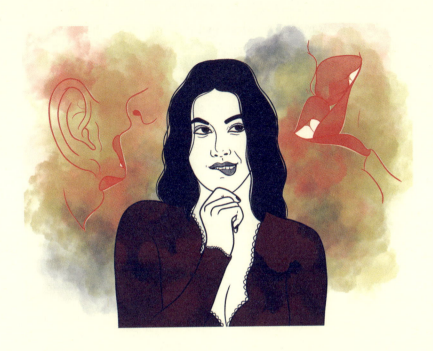

Como funciona nosso desejo?

Eu já comentei, também no capítulo anterior, sobre o fato de o cérebro ser o maior órgão sexual do nosso corpo, certo? Isso porque todos os estímulos que recebemos chegam primeiramente até ele para então serem interpretados como positivos ou negativos. No que diz respeito ao desejo, alguns estudos indicam que nosso cérebro tem uma espécie de "acelerador" sexual, que responde positivamente aos estímulos sexuais relevantes, e uma espécie "freio" sexual, que responde a estímulos que inibem o tesão. Ou seja, tudo que você escuta, vê, cheira, prova, toca ou imagina será avaliado pelo seu cérebro, e ele é quem determina se aquilo é algo excitante ou inibidor.

Os fatores que irão ativar o acelerador ou o freio variam de pessoa para pessoa, dependendo de experiências vividas e aprendizados sobre sexualidade. O que parece variar também é a sensibilidade desses sistemas. Por exemplo, uma pessoa pode ter um freio muito sensível, fazendo com que qualquer fator que ela interprete como negativo iniba prontamente o seu desejo; outra pode apresentar um freio menos sensível, evitando que o desejo sexual seja inibido com tanta frequência.

Compreendendo essa dinâmica, fica fácil deduzir que, se conhecermos bem o que ativa os nossos acelerador e freio, teremos ferramentas para trabalhar em prol da sexualidade, favorecendo fatores que acelerem nossos desejos e evitando fatores que os freiem. O problema é que muitas mulheres vivem toda sua vida sem se atentarem a isso.

Afinal, o que querem as mulheres?

As mulheres sempre foram e ainda continuam sendo privadas a todo tempo da consciência dos próprios desejos. Normalmente, ninguém nos incentiva a buscar saber o que nos excita. Pare e pense quantas vezes você mesma já se atentou a isso? Quantas vezes parou para pensar o que estimula seu desejo?

Na realidade, o que acontece é exatamente o contrátio. Nós somos ensinadas, direta ou indiretamente, que os sentimentos e desejos dos outros, sobretudo dos homens, são sempre mais importantes do que os nossos. Então, geralmente crescemos terceirizando nossa sexualidade, submetendo nossas vontades às vontades dos outros, seguindo roteiros sexuais decorados e sem conseguir ter clareza do que realmente queremos. Mais uma vez, somos desejáveis, mas não desejantes.

Um estudo americano realizado pelas pesquisadoras Katie McCall e Cindy Meston em 2006 perguntou a mulheres o que as deixava excitadas, e as respostas se encaixaram em basicamente quatro grande categorias:

1. **Amor/conexão emocional** — fatores como proximidade, conexão, sentir-se amada e protegida, apoio e segurança dentro de relacionamentos são afrodisíacos para muitas mulheres.

2. **Erotismo** — assistir a cenas sensuais, ler contos eróticos, trocar mensagens quentes, perceber o desejo ou excitação do parceiro ou parceira e, em alguns casos, ver ou ouvir outras pessoas fazendo sexo foram bastante mencionados.

3. **Visual** — para algumas mulheres, a imagem conta muito, desde a aparência física até a maneira de se vestir.

4. **Romantismo** — ações como dançar agarradinho, banho de banheira compartilhado, assistir a um pôr do sol, toques carinhosos nos cabelos ou rosto também são importantes para muitas mulheres.

É claro que isso é apenas uma amostra e não um indicativo de que o seu desejo precise necessariamente estar dentro dessas categorias. No entanto, fica evidente como a socialização marca presença nas respostas. O romantismo, por exemplo, é algo muito disseminado, seja em contos de fada, novelas ou produções para adultos. As mulheres são educadas para associar sexo a sentimento, amor e relacionamentos fixos, e, como mostra o estudo, isso acaba refletindo inclusive naquilo que nos excita.

Sei que já desafiei você antes, mas insisto que você aproveite esse momento para refletir sobre o que desperta seu desejo. Para ajudá-la eu gostaria de sugerir um exercício. Pegue uma caneta e um papel, tente se recordar de experiências sexuais positivas que você já teve e escreva sobre elas com o máximo de detalhes possível. Tente lembrar o local, como estava seu humor, como era(m) a(s) parceira(s) ou parceiro(s), quais práticas sexuais aconteciam, o que ajudou você a relaxar, o que colaborou para que você ficasse excitada. Essa atividade pode ajudá-la bastante a ter mais clareza do que aciona seu acelerador e você pode passar a usar essas informações a favor do seu prazer.

O que inibe nosso desejo?

Tão importante quanto saber o que nos excita é entender o que faz com que a gente pise no freio, inibindo nosso desejo.

Na maioria das vezes em que atendi mulheres com queixas de alterações no desejo sexual, elas já me solicitavam logo de cara exames para dosagem hormonal, pois há sempre uma esperança de que o quadro seja justificável com alguma disfunção biológica, passível de ser revertida com uma simples pílula. Mas não é tão simples assim. É claro que existem casos em que alterações hormonais ou outras comorbidades afetam o desejo, mas, na maioria das vezes, há outros fatores associados. E esse é um dos motivos para o fato de, até hoje, não existir um "viagra feminino". A indústria farmacêutica já busca há algum tempo uma pílula capaz de aumentar o desejo sexual feminino, e, embora alguns medicamentos tenham demonstrado uma melhora, ainda nenhum deles apresentou um resultado superexpressivo.

Mas, afinal, quais são esses fatores que normalmente influenciam negativamente nosso desejo?

1. **Baixa autoestima** — não é à toa que dediquei um capítulo inteiro só para esse tema, pois a percepção da nossa autoimagem influência muito na qualidade da vida sexual. Muitas e muitas mulheres referem que incômodos com seus corpos diminuem sua libido. Como eu posso desejar o outro se não me desejo?

2. **Crenças limitantes e tabus** — ausência de educação sexual, mensagens negativas sobre sexo, crenças religiosas, moralismo... tudo isso interfere, pois funcionam como gatilhos negativos na hora do sexo. Como uma mulher vai desejar ou desfrutar de algo que lhe foi ensinado como errado? Como uma mulher pode ser honesta sobre seus desejos se tem medo de ser julgada?

3. **Fatores psicológicos** — traumas sexuais, transtornos de ansiedade, depressão e de estresse também podem contribuir negativamente. Em situações de estresse, por exemplo, nosso corpo tende a interpretar a maior parte dos estímulos como algo negativo. Além disso, ele faz com que nos sintamos em constante em estado de alerta, prontas para fugir a qualquer momento, por isso nos incentiva a poupar energia para funções essenciais do nosso corpo.

4. **Fatores relacionais** — conflitos nas relações, invalidação pelo(a) parceiro(a), falta de segurança no relacionamento, medo de não ter seus desejos legitimados, medo de não ser aceita na cama, seja fisicamente ou em atitudes, muitas vezes acionam o freio de muitas mulheres.

5. **Fatores biológicos** — alterações hormonais normais (menopausa, gravidez, pós-parto), alterações hormonais patológicas

(doenças de tireoide, ovários e outras glândulas produtoras de hormônio), efeitos colaterais de medicamentos (como anticoncepcionais, ansiolíticos e antidepressivos) e doenças crônicas podem inibir diversas fases da sexualidade, incluindo o desejo.

6. **Insatisfação sexual** — um *script* sexual insatisfatório é outro fator de influência negativa. Lembra do sistema de recompensa do cérebro que mencionei anteriormente? Aqui ele se faz presente novamente, pois, se o sexo não for algo prazeroso, não haverá liberação de substâncias que promovem relaxamento. Sendo assim, o cérebro entende que essa é uma atividade na qual não vale a pena se engajar, uma vez que há um grande investimento de tempo e energia, mas pouco retorno.

Além dos mencionados aqui, existem diversos outros fatores que acionam os freios, como: cansaço, falta de privacidade, medo de engravidar ou contrair uma infecção sexualmente transmissível (IST), entre outros. Trata-se de algo completamente pessoal. Algumas pessoas, por exemplo, simplesmente não conseguem transar quando estão estressadas, outras sentem que o sexo é um recurso que traz alívio para momentos assim. Só você é capaz de identificar o que inibe seu desejo. E, assim como fizemos previamente no exercício de descoberta do que a excita, sugiro fortemente o exercício de olhar para situações do passado e presente, anotando o que fez e faz você perde o interesse.

Organizando a engrenagem

Depois de reconhecer os fatores que ajudam ou atrapalham seu desejo e excitação, é hora de organizá-los, fortalecendo os pontos positivos e eliminando, na medida do possível, os pontos negativos. Alguns aspectos são mais fáceis de resolver, como lugares de preferência, cheiros ou práticas sexuais específicas; outros vão demandar tempo, comprometimento e, em alguns casos, até mesmo ajuda de profissionais.

COMPROMETA-SE

O comprometimento é um ótimo ponto de partida. Todas nós acreditamos no "mito da espontaneidade" quando o assunto é sexo. Ou seja, achamos que tudo deve acontecer de maneira natural, sem conversas ou planejamentos, e isso é um grande erro. Talvez funcione no começo de relações, como já mencionamos, mas, em determinado momento, é preciso se comprometer com sua vida sexual para que ela se mantenha ativa e interessante.

Vivemos em um ritmo muito acelerado, somos bombardeadas o tempo todo com informações, compromissos e demandas. Se o sexo é algo importante para você, é fundamental que se esforce para assumir um espaço para ele em sua vida. Gosto muito de uma analogia que ouvi certa vez que comparava sexo com fazer um exercício físico do qual gostamos. Às vezes, antes de começar, sentimos aquela preguiça, mas, durante o ato, é gostoso e depois a sensação é maravilhosa. Ainda assim, no dia seguinte, é bem provável que, antes de começar, a preguiça apareça novamente. Por isso, se você não se comprometer, o sexo vai perdendo espaço na sua vida, ficando esquecido em um cantinho que você até evita olhar para não se sentir culpada. Mencionei há pouco os efeitos que o estresse causa no nosso corpo, afetando a sexualidade, e devemos concordar que vivemos basicamente numa condição de estresse crônico, o que aumenta o cansaço, o desânimo e faz com que o nosso corpo queira guardar energia para funções vitais — e só isso já justifica totalmente essa preguiça de sexo que muitas pessoas relatam. Além disso, temos disponíveis muitas outras maneiras de obter prazer sem precisar de tanto esforço, como assistir a um filme, comer uma pizza ou mexer no celular. Todos esses exemplos oferecem algum grau de recompensa com baixo esforço.

Então, se já entendemos que o desejo vem junto ou depois da excitação, você vai precisar criar contextos para que isso aconteça, e, às vezes, isso quer dizer literalmente marcar hora para transar. Calma, não estou sugerindo que você coloque o despertador para sábado, às dez da manhã, para começar a transar. Quero dizer que, em alguns, casos será importante planejar situações e criar os melhores cenários para você. Aqui não estou me referindo especificamente a uma atmosfera romântica com velas, mas sim a um tempo dedicado ao sexo, em que você controla o contexto. Por exemplo, se um dos seus inibidores é a presença dos filhos em casa, nesse dia você vai pracisar sair ou então deixá-los com alguém da sua rede de apoio; se você notar que o problema tem sido a exaustão, será interessante escolher um dia em que pode acordar mais tarde e se sentir mais descansada.

Sabe quando estamos conhecendo alguém nos esforçamos para que cada encontro marcado seja perfeito? É isso mesmo que você deve fazer.

Em vez de se frustrar esperando o dia em que vocês magicamente vão se olhar e espontaneamente voltar a transar pela casa toda, trabalhe com o que você já aprendeu sobre desejo, sobre o funcionamento do seu corpo, e use isso a seu favor.

É claro que, mesmo nesses contextos criados, não há obrigatoriedade de sexo, nunca há, você está apenas reservando um espaço na sua rotina para essa possibilidade. Se, no final das contas, a vontade for de apenas ver um filme e dormir de conchinha, isso também é muito válido e não deve ser motivo de frustação para nenhuma das partes.

CONVERSE SOBRE ISSO

Repasse essas informações para seu parceiro ou parceira, pois é muito comum que o outro se sinta menos amado ou rejeitado quando nosso desejo está baixo. Explicar a situação e, inclusive, pontuar coisas que ajudam ou atrapalham você é uma maneira de aproximar e contar com o outro nesse comprometimento que a vida sexual exige. Assinalar que esse espaço de intimidade não necessariamente significa sexo também ajuda muito no processo, afinal de contas, é sempre bom alinhar expectativas.

No caso de casais que não conversam sobre o assunto, é muito comum que, com o tempo, não só o sexo cesse, mas sim toda a relação de intimidade. Por exemplo, se uma pessoa com baixo desejo beija seu(sua) parceiro(a) e acaba passando sem querer a ideia de que está fazendo um convite para o sexo e isso acaba gerando uma frustração, é lógico concluir que ela poderá evitar qualquer contato que possa ser entendido como algo a mais, criando, aos poucos, abismos de intimidade nas relação, muitas vezes irreparáveis.

MANTENHA A INDIVIDUALIDADE

No início das relações, é comum que casais queiram viver uma verdadeira simbiose, em que fazem tudo juntos, querem criar interesses em comum e almejam suprir todas as necessidades um do outro. Embora essa dinâmica faça sentido por um tempo, a longo prazo ela pode ser uma receita catastrófica para a manutenção desejo do casal. É importante que cada um assegure sua individualidade, que haja interesses distintos e que mantenham círculos de amizades e contextos pessoais que não necessariamente incluem o outro. O desejo se alimenta do mistério, da saudade, da descoberta de novas coisas um no outro.

PENSE SOBRE SEXO

Já que estamos falando sobre arrumar espaço para ele na sua vida, é importante que ele se faça presente nas mais variadas formas. Portanto, leia contos eróticos, fale sobre o assunto com outras pessoas, troque mensagens quentes, ouça podcasts sobre o tema, ou seja, encontre maneiras para que o sexo faça parte dos seus dias.

CUIDE DA SUA SAÚDE FÍSICA E MENTAL

O clichê dos clichês das orientações dos profissionais de saúde também pode ser aplicado aqui. Alimentar-se corretamente, realizar exercícios de que você gosta, meditar, separar um tempo de descanso e autocuidado e expressar seus sentimentos são medidas que combatem o estresse e favorecem o bem-estar geral e sexual.

PROCURE AJUDA

Se você sente que não consegue resolver essa questão sozinha, procure ajuda. Muitas vezes, vários fatores se sobrepõem na composição de um quadro. No caso de uma mulher que está em fase de pós-parto, por exemplo, os fatores hormonais e emocionais se misturam. Há ainda questões específicas que demandam ajuda profissional, como traumas, dificuldades conjugais e cenários de problemas de saúde física e/ou mental.

Por fim, lembre-se sempre de que sua sexualidade é exclusivamente sobre você, portanto uma baixa no desejo só deve ser considerada um problema se isso causar um incômodo pessoal. Você não precisa se adaptar às expectativas sexuais dos outros.

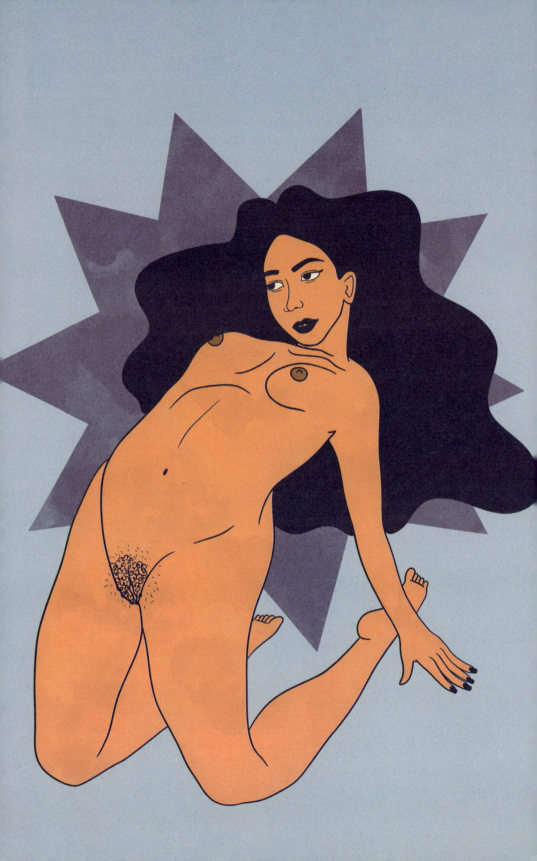

7. Orgasmo:

o caminho não pavimentado para "chegar lá"

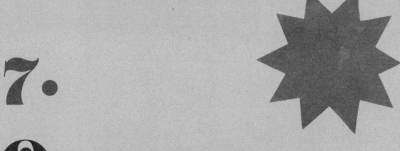
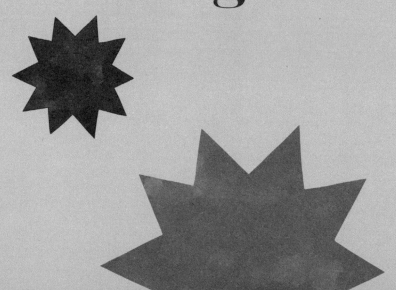

Joana

se relacionou a vida inteira com homens. Achava que era frígida e, muitas vezes, fingia orgasmos para não decepcionar seus companheiros. Agora, está namorando uma mulher e não quer mais recorrer à encenação. Chega ao meu consultório querendo descobrir se há algo de errado com seu ciclo de resposta sexual e entender como pode atingir o ápice do prazer com mais frequência.

Todas nós ou já fingimos orgasmo, que nem Joana, ou conhecemos alguém que já fingiu. Segundo pesquisa feita pela *Archives of Sexual Behavior*, três em cada quatro mulheres heterossexuais já fingiram orgasmo, e isso acontece a cada três vezes que fazem sexo. A pesquisa foi realizada com 463 mulheres britânicas com idade média de 38 anos. O que percebo em meus atendimentos é que isso ocorre principalmente, mas não exclusivamente, com mulheres jovens. Mesmo assim, vale dizer: as jovens de hoje têm mais informações e se dedicam ao autoconhecimento corporal muito mais cedo do que a maioria das mulheres adultas. E isso é uma boa notícia. Significa dizer que estamos caminhando, mesmo que a pequenos (mas revolucionários) passos.

A verdade é que você pode estar casada, solteira ou divorciada, pode ser mãe de muitos filhos ou de nenhum, estar ou não em um relacionamento, ter iniciado sua vida sexual recentemente ou já ter anos de prática, pode estar no começo dos vinte anos ou com mais de sessenta, e muito provavelmente já experimentou ou experimenta dificuldades com o orgasmo.

Alguns contextos podem agir diretamente na capacidade orgásmica de uma mulher. São, na maioria das vezes, questões socioculturais opressoras — como padrão estético — ou até dogmas religiosos que consideram a atividade sexual pecaminosa. Mas acontece que o clímax — esse grande evento misterioso e fabuloso que habita nosso corpo — tem uma função muito especial: o prazer. Muitas e muitas definições já foram propostas para explicar o que seria, afinal de contas, o orgasmo. Em termos médicos, ele seria "um pico transitório de prazer sexual intenso acompanhado de contrações rítmicas e involuntárias da musculatura do aparelho genital". No entanto, fica claro que essa é uma definição muito restrita, né? O gozo costuma ser uma experiência única para cada mulher, e podemos encontrar muitas descrições interessantes por aí:

- é uma explosão de cores;

- é como ter borboletas na vagina;

- é como sentir tudo e nada ao mesmo tempo;
- é andar em uma montanha-russa intensa;
- é como segurar o ar por bastante tempo e finalmente soltar.

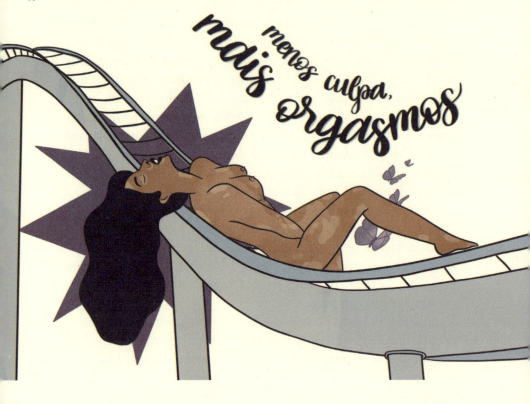

Uma coisa é certa: o orgasmo é uma liberação súbita e involuntária da tensão sexual que é acumulada durante a fase de excitação. Em resumo, o prazer vai crescendo, crescendo e se acumulando até chegar a um pico máximo, quando uma onda de bem-estar se espalha pelo corpo. A intensidade do orgasmo, no entanto, pode variar de acordo com a qualidade da excitação e o acúmulo de carga que foi provocado. Ele pode ser um orgasmo curto e rápido, o que significa que pouca tensão sexual foi acumulada, ou um orgasmo forte, intenso e prolongado, que geralmente é fruto de muita estimulação e excitação do corpo.

É muito comum que mulheres não saibam se já tiveram ou não um orgasmo. Como eu disse, é sempre uma experiência muito particular, vivida de maneiras diferentes por cada mulher. Em geral, nosso corpo apresenta mudanças durante a excitação — os lábios internos e as partes internas do clitóris se enchem de sangue e enrigecem, a vagina fica molhada e dilata, a respiração e os batimentos cardíacos ficam acelerados — e, quando o orgasmo vem, os músculos genitais da vagina, ao redor da uretra e do ânus frequentemente "explodem" em contrações muito rápidas e rítmicas que se espalham até o útero para que, ao final, o sangue comece a ser esvaziado dos órgãos genitais.

Normalmente o orgasmo dura pouco, em média 17 segundos, e, após atingir o ápice de prazer, as mulheres experimentam uma sensação de relaxamento profundo, mas podem também se sentir extremamente dispostas e cheias de energia. Há, ainda, aquelas que ora experimentam uma sensação, ora outra, mas ambas acompanham uma inconfundível sensação de "acabou". Por isso, se você tem dúvidas, é porque provavelmente ainda não rolou.

Caso você nunca tenha experimentado um orgasmo, é natural que se preocupe se deveria ter tido um. É comum, também, a sensação de ser a única pessoa no mundo que nunca teve um orgasmo, mas saiba que isso não é verdade. Segundo a Pesquisa Mosaico 2.0 (2016), realizada pelo Projeto de Sexualidade da Universidade de São Paulo (ProSex) e coordenada pela psiquiatra Carmita Abdo, 55,6% das mulheres relatam ter dificuldade para chegar ao clímax.

Mas qual seria a razão por trás desse número tão alto?

Já aprendemos no capítulo 4, sobre anatomia, que essa não parece ser uma questão biológica ou mesmo fisiológica, já que pessoas com vulva apresentam um órgão exclusivo para o prazer — o clitóris! —, além de terem a possibilidade de alcançar orgasmos múltiplos. É fato que existem algumas doenças crônicas, como diabetes, e medicações, como alguns antidepressivos e ansiolíticos, que podem levar à dificuldade de gozar. Mas em geral, para a maior parte das mulheres, as causas estão muito mais relacionadas a aspectos culturais, sociais, emocionais e psicológicos. Aqui, quero falar um pouquinho mais sobre alguns exemplos.

Falta de informação: nossa educação sexual é praticamente inexistente e, quando acontece, em casa ou na escola, tem foco nas questões patológicas ou reprodutivas. Ensinam meninas a terem medo de doenças e alertam sobre o risco de engravidar precocemente, mas nada é dito sobre o prazer. Até mesmo nossa anatomia é ensinada sob essa ótica. Nomes como vulva e clitóris tampouco são citados. E, na ausência dessa educação sexual, muitas das vezes, as informações são buscadas na pornografia, que traz referências machistas, falocêntricas e muito limitadas e distantes do que é um sexo real.

Tabus: nossa criação é permeada de valores morais — e, por vezes, até religiosos — que nos desconectam do nosso corpo e da nossa sexualidade. Somos ensinadas a nos portar de maneira recatada e nos fazem acreditar que sexo é pecado ou marcador de imoralidade. Dizem que nossa virgindade é algo a ser preservado para um dia ser "dado" a outra pessoa e que, se a "perdermos" antes da hora, seremos vistas socialmente como mulheres sem valor. Com tantas crenças negativas, como podemos nos tornar adultas que tenham visões positivas sobre sexo?

Autoestima: no capítulo 2 deste livro, falamos exatamente sobre como a percepção que temos de nós mesmas interfere em nossa sexualidade. Se você tem uma relação ruim com seu corpo, dificilmente terá uma relação positiva com sua sexualidade. Assim, fica difícil relaxar e gozar quando sua cabeça está preocupada com sua aparência.

Relacionamento: muitas vezes, as dificuldades compreendidas como "sexuais" são, na verdade, problemas de relacionamento. Questões atuais e traumas passados, desconfiança, dificuldade de entrega, pouco diálogo, pouco afeto e até abusos físicos ou psicológicos podem facilmente interferir no prazer.

Desconhecimento do corpo: não somos estimuladas a nos conhecer, nos tocar e descobrir como e onde sentimos prazer. Muitas de nós têm dificuldade de atingir o orgasmo simplesmente por desconhecer as próprias zonas erógenas.

Agora ficou mais claro o porquê de essa ser uma questão complexa? Todos os pontos que mencionei merecem reflexão e atenção. O autoconhecimento é uma das ferramentas mais importantes — tanto física quanto emocional e psicologicamente — para começar a encontrar respostas. Entender suas crenças, seus medos, seus gatilhos e suas inseguranças (e tratá-los) é um passo essencial. Informação é poder! Por isso, a seguir, vamos entender um pouquinho mais sobre esse universo imenso do orgasmo, quebrando os principais mitos acerca do tema.

Mito ou verdade?

ORGASMO E PRAZER SÃO A MESMA COISA
MITO

O prazer é a percepção de uma sensação agradável e positiva mediada por hormônios que atuam no cérebro promovendo bem-estar e realização. É também um conceito subjetivo: o que pode ser prazeroso para você pode não ser para mim, além de depender também do contexto — um estímulo pode ser prazeroso em uma situação e desconfortável em outra. Por exemplo, se alguém nos fizer um estímulo de cosquinha quando não estamos preparados, ele pode ser extremamente incômodo; porém, se estivermos em um clima de brincadeira, a interação pode ser gostosa e divertida.

Já o orgasmo tem um conceito mais restrito. É uma reação fisiológica, uma liberação súbita e involuntária de tensão sexual, como expliquei antes.

É muito comum confundir os dois, pois falamos constantemente de "prazer sexual". No entanto, é importante distingui-los por dois motivos:

1. É possível ter prazer sem ter orgasmos: uma relação sexual pode ser extremamente prazerosa e desencadear muitas sensações agradáveis e de realização, mesmo quando não termina em orgasmo.

2. É possível ter orgasmos sem prazer: existem orgasmos em situações não sexuais — como durante o sono ou ao realizar atividades físicas — e, em alguns casos, até mesmo em situações desagradáveis, como nas ocorrências de abuso sexual. Isso acontece porque, às vezes, apenas a estimulação física é suficiente para provocar uma resposta fisiológica involuntária de orgasmo, mesmo em situações em que não há excitação nem desejo físico ou psicológico. Se você já passou por algo parecido, uma situação de orgasmo indesejado, não se culpe! Nosso corpo recebe estímulos voluntários e involuntários de muitos tipos, e, por vezes, há reações sobre as quais não temos controle. Isso não significa que você gostou da situação.

Por fim, outro termo muito utilizado quando falamos de sexo é "gozar". Em geral, ele é associado à ejaculação. Nesse caso, gozar e ter um orgasmo seriam coisas diferentes, uma vez que é possível ter orgasmos sem ejacular e vice-versa. Outro sentido para a palavra, que é o que utilizamos neste livro, faz referência a desfrutar, curtir, se deleitar com situações. Nesse caso, gozar pode ser usado quando nos referimos a orgasmos positivos.

SE EU NÃO GOZAR RÁPIDO E FÁCIL, TEM ALGO DE ERRADO COMIGO
MITO

Segundo um estudo sobre a frequência dos orgasmos, realizado em diferentes universidades norte-americanas e publicado na revista *Archives of Sexual Behavior* no ano de 2018, as mulheres cis heterossexuais são o grupo que chega menos vezes ao orgasmo, já que atingem o clímax em somente 65% das vezes que mantêm relações. Por outro lado, no primeiro lugar, os que chegam mais vezes ao orgasmo são os homens cis heterossexuais, com uma porcentagem de 95%, seguidos por homens cis gays (89%), homens bissexuais (88%), mulheres cis lésbicas (86%) e mulheres cis bissexuais (66%).

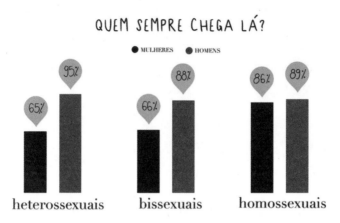

Eu costumo brincar que, olhando esses dados, podemos concluir que sexo com homem cis é fator de risco para o orgasmo, pois podemos ver que mulheres e homens que se relacionam com homens acabam tendo uma queda nas suas porcentagens. Brincadeiras à parte, isso tem muito a ver com a forma como entendemos o sexo, sobretudo o sexo heterossexual, em que há um "roteiro" pronto, herdado da pornografia, no qual o prazer masculino é mais valorizado e a penetração, geralmente intensa e sem pausas, é a protagonista — com pouquíssimo tempo dedicado a outras práticas prazerosas para mulheres.

Outro estudo publicado no periódico *Journal of Sexual Medicine*, no ano de 2020, calculou que uma mulher leva, em média, 13 minutos para atingir um orgasmo, podendo variar para mais ou para menos. Como já foi dito, muitos fatores podem interferir no clímax: se estamos relaxadas, como nos sentimos com a pessoa com quem estamos nos relacionando, como está nossa relação com nosso corpo, se os estímulos estão na pressão e na intensidade que nos agrada, entre tantos outros. Portanto, é perfeitamente normal demorar para ter um orgasmo — ou ter dias em que está mais difícil atingi-lo.

Um erro muito comum que cometemos é nos cobrarmos excessivamente em relação a isso. Assim, colocamos ainda mais pressão sobre o momento ao acreditar que precisamos nos esforçar para gozar logo. Só que isso acaba por tornar o orgasmo quase impossível, porque, em vez de relaxar e curtir, nos desligamos do prazer e nos afastamos do relaxamento necessário para que ele aconteça — e, muitas vezes, até evitamos o sexo por receio da frustração. Então você já sabe: relaxe e curta o processo em vez de ficar pensando na reta final.

É POSSÍVEL TER ORGASMOS MÚLTIPLOS
VERDADE

Principalmente pessoas com vulva, vagina e clitóris são capazes de ter vários orgasmos em sequência se não pararem os estímulos. Mesmo depois do primeiro orgasmo, o corpo mantém a excitação e continua acumulando tensão sexual até que aconteça uma nova descarga prazerosa. É aí que mora a possibilidade de novos orgasmos, sem precisar haver intervalo e descanso para retomar as energias.

Assim como acontece com orgasmos únicos, as sensações geradas por orgasmos múltiplos são muito particulares. Algumas pessoas se referem a sensações de ondas de prazer que vão ficando mais rápidas e intensas, outras relatam a sensação de altos e baixos, com picos de prazer. Há também quem diga que as sensações vão ficando mais fortes e intensas a cada orgasmo, começando com orgasmos mais curtos e terminando em um último muito forte. Não existe um consenso na medicina sobre todas as pessoas serem ou não capazes de experimentar orgasmos múltiplos ou se isso seria uma resposta sexual característica de algumas delas. O que sabemos é que aquelas que conseguem vivenciar os orgasmos múltiplos estão, em geral, mais conectadas com seu corpo e conscientes da sua sexualidade e do que gostam ou não na hora do sexo ou da masturbação. Mas isso não quer dizer que são "melhores de cama", nem que tenham mais libido ou maior capacidade de sentir prazer do que as outras.

Se você quer aumentar as possibilidades de orgasmos múltiplos, algumas dicas podem ajudar:

- Continue a estimulação: muitas vezes, depois do primeiro orgasmo, temos o impulso de parar imediatamente qualquer tipo de estímulo sexual, seja na região genital ou no restante do corpo. Isso acontece porque costumamos ficar com uma sensibilidade aumentada, mas também porque temos a sensação de que não vamos conseguir suportar tanto prazer e por isso cessamos os estímulos e não nos permitimos continuar a excitação e o processo de acúmulo de tensão e carga que nos levará a novas descargas. Mas, sim, você é capaz de viver toda a potência do seu corpo e, para alcançar um novo orgasmo, precisa manter os estímulos. A respiração profunda e lenta costuma ajudar com essa sensação inicial de descontrole e permite uma entrega maior ao prazer.

- Varie os estímulos: existem muitas vias de acesso para a transmissão dos impulsos nervosos do prazer. Uma das estratégias para obtenção dos orgasmos múltiplos é mudar a localização, a intensidade e a característica dos estímulos. Isso ajuda inclusive nos casos em que há muita sensibilidade na região estimulada no primeiro orgasmo.

Por isso, se o primeiro orgasmo veio com estímulo direto do clitóris, dessa vez invista em estimular os lábios internos, a entrada da vagina, os mamilos ou qualquer outra região erógena. Mude a intensidade, reduza os toques, volte para movimentos mais leves e lentos para depois progredir novamente. Altere também a característica. Se estava apostando em movimentos de vaivém, invista em movimentos circulares, por exemplo. Vale, ainda, investir em movimentos mais amplos, que vão aos poucos focando mais em uma única região.

- Teste sozinha: chegar a um orgasmo em uma relação com outra pessoa é, geralmente, mais complicado do que sozinha. O mesmo se aplica a orgasmos múltiplos; por isso, a melhor maneira de descobrir é se masturbando. Assim, você conhece melhor as suas possibilidades de prazer e descobre regiões de maior ou menor sensibilidade sem a tensão de estar compartilhando o momento íntimo com outra pessoa. Experimente primeiro sozinha e depois acompanhada.

- Não faça disso uma obrigação: como já dito, não se sabe se orgasmos múltiplos são uma possibilidade para todas, e, mesmo entre as pessoas que experimentam essa sensação prazerosa, ter orgasmos múltiplos é algo raro e desafiador e nunca deveria ser colocado como meta nas relações — ou pode acabar gerando muitas frustrações. Portanto, sem metas, ok? Apenas curta o processo e crie condições para se divertir e explorar toda a potência do seu corpo e prazer.

TODA RELAÇÃO TEM QUE SER ORGÁSTICA
MITO

É claro que orgasmo é bom, mas ele não precisa ser o único objetivo de uma relação sexual. Muitas vezes, o sexo pode ser extremamente prazeroso sem necessariamente acabar em orgasmo. Intimidade, conexão com a parceira ou o parceiro — ou com mais de uma ou um — e troca de afetos podem ser outros ganhos muito positivos de uma relação sexual. É preciso tomar cuidado com a ditadura do orgasmo!

Antes de 1960, os orgasmos femininos não eram considerados importantes para que as mulheres se sentissem satisfeitas sexualmente. Após a primeira revolução sexual, esse e outros pontos de vista foram contestados, e nasceu uma nova perspectiva, em que o orgasmo ganhou protagonismo na transa. Ele passou de ignorado para algo completamente aclamado. Até aí tudo bem, já que o clímax realmente merece destaque. O problema é que, a partir disso, muitas mulheres começaram a se sentir cobradas para terem orgasmos intensos, frequentes e, de preferência, múltiplos.

É óbvio que não pretendemos voltar ao discurso antiquado de que o orgasmo não é importante. Ele é, sim! Mas também não podemos endossar o discurso de que, para ser uma mulher realizada, livre, empoderada e sexualmente plena, você precisa, necessariamente, ter orgasmos. O sexo é como uma dança, uma brincadeira em que o foco devem ser as sensações e o prazer. O orgasmo pode ou não ser uma consequência dessa entrega — e isso independe de gênero, orientação sexual ou sexo biológico. Uma relação deve ser sempre prazerosa, mas não necessariamente precisa ter como linha de chegada o orgasmo.

EXISTEM VÁRIOS TIPOS DE ORGASMO
MITO

Você provavelmente já ouviu falar em orgasmo clitoriano, orgasmo vaginal, orgasmo do ponto G, orgasmo por estimulação dos mamilos. Embora pareçam muitos, eles são uma coisa só: UM ORGASMO.

O clitóris é a região com maior concentração de terminações nervosas do corpo e um órgão com a única função de prazer, por isso é o local mais óbvio e fácil para conquistar um orgasmo. Porém, nosso corpo inteiro é uma zona erógena com potencial de prazer. Por todos os lados há terminações nervosas que, quando estimuladas em um contexto de excitação, conectam-se com o cérebro (nosso verdadeiro maior órgão sexual) e podem desencadear um orgasmo. Fisiologicamente, ocorre o ciclo apresentado antes: excitação, acúmulo de tensão sexual, pico de prazer. Os mecanismos físicos e mentais envolvidos no processo são os mesmos. A diferença está apenas no que os provoca.

Outro grande mito acerca de diferentes orgasmos são os chamados "orgasmo clitoriano" e "orgasmo vaginal". Apesar de bem difundida, essa história não passa de uma invenção masculina moderna que nasceu em 1905 com Sigmund Freud, o famoso pai da psicanálise, que não apenas dividiu essas duas categorias, como também criou uma hierarquia entre elas, classificando como verdadeiro clímax aquele que chamava de orgasmo vaginal.

Para Freud, o orgasmo clitoriano era o orgasmo da mulher jovem e imatura. O psicanalista defendia que, assim que se tornasse moça e conhecesse o sexo masculino, o interesse pelo clitóris seria substituído pelo desejo ardente de ser penetrada. De acordo com ele, mulheres de verdade tinham orgasmos vaginais, e não clitorianos. E mais: para ele, mulheres que sentissem prazer ao tocar o clítoris ou (pior!) não atingissem o orgasmo por meio do mágico e maravilhoso membro masculino deveriam procurar um terapeuta com urgência porque certamente sofriam de uma condição generalizada chamada frigidez.

Não havia nem espaço para discordância. Se uma mulher não gozasse na relação vaginal com o marido, era ela quem tinha um problema. Se questionasse isso, era louca — e ponto-final. Freud foi (e ainda é) um homem influente, e sua teoria ganhou muitos adeptos, o que diluiu a importância do clitóris, diminuindo, inclusive, estudos sobre essa preciosa região anatômica e fazendo com que ela fosse esquecida por décadas.

Hoje, sabemos que não há diferença entre "orgasmo clitoriano" e "orgasmo vaginal". Descobertas recentes mostram que o clitóris é um órgão grande, muito maior do que o botãozinho visível do lado externo, e se distribui internamente, espalhando-se pela vulva, ao redor da uretra e da entrada da vagina. Tais partes internas também podem ser estimuladas indiretamente em pontos da vulva e da vagina.

Existem nervos que conectam o clitóris ao cérebro e atuam como os principais reguladores do orgasmo feminino. Ao se estimular o clitóris de maneira direta ou indireta, esses impulsos nervosos são levados ao cérebro por diferentes vias de acesso. As sensações podem ser experimentadas de maneiras diferentes, justamente por existirem muitos trajetos para os impulsos nervosos do prazer. Ou seja: os chamados orgasmos vaginais são, na verdade, orgasmos por estímulos indiretos do clitóris.

E isso nos leva ao nosso próximo mito, talvez um dos que mais assombram as mulheres.

EXISTE EJACULAÇÃO FEMININA
VERDADE

A ejaculação feminina, conhecida também como *squirting*, não é nenhuma novidade. Na verdade, há mais de dois mil anos já existiam relatos sobre esse fenômeno fisiológico que chega a ser considerado sagrado em alguns lugares do mundo. A ejaculação feminina — que é involuntária e ocorre em algumas pessoas com vulva quando o corpo é estimulado e excitado — é a liberação ou o esguicho de um líquido pela vulva.

A quantidade de líquido pode variar, mas cuidado com as versões distorcidas encontradas nos filmes pornográficos, em que o *squirting* é representado por mulheres que jorram verdadeiros jatos de líquido da sua vagina. Isso é, na verdade, um truque em que um líquido é introduzido nas partes íntimas para simular um jato superintenso. É nada mais que uma performance montada para impressionar o espectador.

Como tudo relacionado à sexualidade feminina, esse tema ainda carece de informações científicas. A composição do líquido ejaculado, por exemplo, ainda é indefinida. O que se sabe é que são as glândulas de Skene as responsáveis por sua produção. Se você não se recorda do capítulo de anatomia, essas glândulas ficam localizadas próximo à abertura da uretra, na vulva. Com isso, muitas mulheres que vivenciam a ejaculação feminina pela primeira vez acabam se questionando se não estão, na verdade, fazendo xixi, e isso pode levá-las a criar medo ou resistência depois da primeira ejaculação, por puro desconhecimento.

Não, **ejaculação não é xixi**. Também não é a mesma coisa que lubrificação. São fluidos diferentes, produzidos em locais diferentes e com funções distintas. A lubrificação é produzida nas glândulas de Bartholin, localizadas próximo à entrada da vagina, enquanto a ejaculação feminina é produzida nas glândulas de Skene. O líquido da lubrificação costuma ser mais espesso e ter cheiro mais característico de genital, enquanto o da ejaculação é fluido, transparente e sem cheiro. A lubrificação é produzida durante a excitação e tem como função facilitar as práticas sexuais, enquanto a ejaculação, aparentemente, costuma ocorrer quando há necessidade de relaxamento e resfriamento do corpo.

Não se sabe se todos os corpos com vulva são capazes de ejacular. Conforme alguns estudos, isso dependeria da presença e do tamanho das glândulas.

Independentemente disso, se você descobrir no seu corpo a possibilidade de ejacular, não torne isso um novo objetivo para as relações sexuais, como uma conquista para provar algo para você ou para outra pessoa. Até porque ejaculação não é sinônimo de mais prazer. É mais do que possível viver orgasmos intensos, e até múltiplos, sem nunca ejacular.

O importante é saber que EJACULAR É NORMAL, E NÃO EJACULAR TAMBÉM É NORMAL. Então, se a ejaculação vier, não há motivo para constrangimento, e, se não acontecer, isso não faz de você alguém menos potente sexualmente.

PENETRAÇÃO É A CHAVE PARA O ORGASMO
MITO

Todas essas confusões a respeito do orgasmo fazem com que, ainda hoje, mulheres tenham a ideia de que existe uma "hierarquia de orgasmos" na qual o provocado pela penetração vaginal está no topo. É muito comum o relato de mulheres que pensam ter algo de errado consigo por não conseguirem gozar ao serem penetradas e se sentem mal por precisarem da ajuda de dedos ou língua no processo.

Na realidade, para as mulheres, a penetração é uma maneira bastante incomum de atingir o orgasmo. Estima-se que menos de um terço das mulheres cis goze regularmente com penetração. O canal vaginal tem poucas terminações nervosas (com exceção do comecinho), e isso significa que é uma região pouco sensível, o que explica tolerarmos o uso de absorventes internos e coletores, por exemplo. Sendo assim, alguns estudiosos acreditam que — mesmo para mulheres que gozam na penetração — o clitóris é o grande protagonista. Nesse caso, o tamanho e a localização fariam diferença. Um clitóris com uma glande maior e mais próxima da entrada da vagina, por exemplo, facilitaria o orgasmo porque seria estimulado em suas partes externas e internas pela penetração.

Por tudo que vimos até aqui, encarar o orgasmo com penetração como algo superior não faz o menor sentido e não passa de uma herança de informações erradas baseadas em conceitos machistas, já que os homens dominaram, por muito tempo, as pesquisas sobre a sexualidade feminina e os discursos públicos sobre sexo. Em vez de continuarmos propagando essa falácia, que tal ampliarmos o repertório do sexo incluindo mais práticas além da penetração? Ou, ainda, que tal investirmos no estímulo direto ou indireto do clitóris durante a penetração para aumentar nossas chances de prazer?

Você pode fazer isso se autoestimulando ou pedindo para que seu(s) parceiro(s) ou parceira(s) toque(m) seu clitóris enquanto você é penetrada (seja por dedos, *sex toys* ou pênis) ou, ainda, apostando em posições que facilitem o atrito do clitóris com o púbis da outra pessoa.

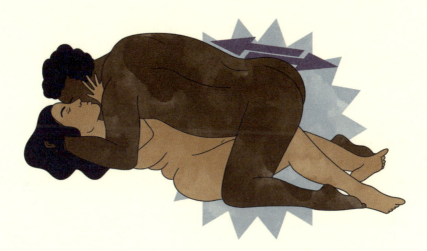

Uma opção é a variante da posição papai e mamãe em que a pessoa que irá penetrar deve ficar por cima se debruçando contra o seu corpo, encostando o máximo possível. Em vez de realizar movimentos de entra e sai como é feito habitualmente, vocês devem alinhar bem as virilhas e a outra pessoa deve deslizar o corpo horizontalmente, num movimento de esfrega-esfrega. Vocês devem inclinar o quadril na direção um do outro para que o púbis do(a) parceiro(a) esfregue constantemente no seu clitóris. Suas pernas devem permanecer retas e juntas ou entrelaçadas nas dele(a), com os tornozelos apoiados na panturrilha. Exige um pouco de prática, mas o resultado vale a pena. Também é possível inverter a posição, com você por cima deslizando o corpo na horizontal.

É NORMAL FINGIR ORGASMO
MITO

Não é normal, mas é bastante comum, e os motivos para fingir são variados. O cansaço e o desejo de que a relação acabe logo estão no topo das razões, mas também há quem finja somente para aumentar a excitação do(a) parceiro(a). Tem, ainda, quem queira agradar ou não ferir a autoestima da outra pessoa e até quem sinta medo de parecer "ruim de cama" ou carregue a insegurança de que não vai chegar lá.

Acontece que, quando fingimos, estamos tirando nossa chance de realmente chegar ao orgasmo. Estamos deixando o outro acreditar que aquilo é o que nos agrada, diminuindo a chance de acertar nos estímulos — além de prejudicar nossa saúde sexual, pois o sexo pode acabar se tornando uma obrigação e, no futuro, isso pode impactar até o desejo. Resumindo, fingir mostra que, em geral, estamos mais preocupadas com a nossa performance ou com agradar o outro do que com o nosso prazer. Hora de repensar, né?

EM UMA RELAÇÃO, AS PESSOAS DEVEM
TER ORGASMOS AO MESMO TEMPO
MITO

O orgasmo simultâneo é um grande mito reforçado com frequência em filmes e novelas, naquelas cenas em que duas pessoas transando acabam chegando ao ápice juntas em poucos minutos. Na vida real, sabemos que isso raramente acontece. Esse mito provavelmente se originou do fato de que, geralmente, o orgasmo masculino é considerado o marcador final das transas e quase nunca vemos retratado um sexo que segue acontecendo após a ejaculação do pênis. Essa foi a mensagem internalizada, e, como as mulheres ainda estão aprendendo sobre seu prazer — e sobre como ele funciona para além da penetração —, criou-se a ideia da sincronicidade e de que haveria algo de muito errado caso ela não acontecesse.

Mas devemos lembrar que cada orgasmo é um processo muito único e particular e dificilmente será possível sincronizar tempo e estímulos para que ambos gozem juntos. Algumas pessoas precisam de mais tempo do que outras para se excitarem e chegarem ao clímax. Um estímulo que pode estar funcionando muito bem para um pode não estar causando o mesmo efeito no outro, e a preocupação com o prazer do outro pode ser um fator de distração na hora de gozar.

Portanto, embora não seja impossível, o orgasmo simultâneo não é tão simples e natural quanto os filmes fazem parecer. Forçar essa ideia acaba gerando uma pressão desnecessária que, às vezes, incentiva as mulheres a fingir orgasmos. O ideal é respeitar as individualidades, o tempo e as preferências de cada pessoa para que todos os envolvidos saiam satisfeitos da relação.

QUANTO MAIS ORGASMOS, MAIS VONTADE DE TRANSAR
VERDADE

É claro que aqui estamos falando de orgasmos recheados de prazer, que liberam em nosso corpo muitos hormônios e neurotransmissores favoráveis. E, entre eles, está a dopamina, nosso principal hormônio moderador de prazer, que atua no cérebro mediando nosso sistema de recompensa.

O que isso quer dizer?

Nosso cérebro está o tempo todo avaliando o custo-benefício das situações, ou seja, avaliando se vamos ou não obter prazer com uma determinada atividade para então definir se ela vale a pena.

Quando fazemos um sexo gostoso e prazeroso, a dopamina sinaliza para nosso cérebro que essa é uma atividade que vale a pena, na qual somos recompensados com prazer.

Por outro lado, se fazemos com frequência sexo sem prazer, ou por obrigação, criamos registros de que transar não é uma atividade na qual vale se engajar, pois ela significa alto esforço para pouca recompensa. Com isso, naturalmente, nosso interesse por sexo diminui e nosso cérebro vai preferir se associar a atividades que exigem menor esforço — como ver o Instagram ou assistir a um filme.

Portanto, sexo com prazer deve ser a norma. Cuidar dos seus orgasmos é também um ato de amor-próprio.

Agora que você está munida de informações corretas a respeito do orgasmo, quero compartilhar um presentinho para facilitar o seu processo de "chegar lá". Eis o nosso **MAPA DO ORGASMO!**

1. RELAXE!

Lembra que falamos sobre o prazer ser dependente do contexto? Antes da masturbação ou do sexo, o ideal é criar um clima de relaxamento, compondo contextos que a deixem tranquila e permitam que você vivencie o prazer. Iluminação, cheiros, música e atenção plena à respiração podem ser caminhos para que você permita que seu corpo libere a tensão.

Quando estamos relaxadas, diminuímos a atividade da região responsável pela nossa racionalização e tomada de decisão, o neocórtex do cérebro, e aumentamos a conexão com a região do nosso cérebro responsável pelo processamento de emoções, sensações e sentimentos, a porção límbica. Tudo que precisamos quando se fala de orgasmo é sentir mais e pensar menos!

2. CONCENTRE-SE NAS SENSAÇÕES

É muito difícil chegar lá se sua cabeça estiver no trabalho que falta entregar ou naquela mancha na parede do quarto que você esqueceu de limpar. O tempo todo nosso cérebro recebe inúmeros sinais que acabam competindo por atenção. Trabalhar o foco nas sensações ajuda a desligar esses pensamentos e sinais.

Preste atenção nos estímulos recebidos, em como seu corpo reage a eles, nas sensações da pele, nas texturas, nos sons da respiração, em como eles se modificam com a excitação, nos cheiros ao seu redor. A ideia é trabalhar para que sua atenção esteja plena e focada. Em muitos momentos sua mente vai levá-la para outros lugares, mas tente voltar e focar em alguma sensação. O orgasmo só vem quando você se sente confortável física e mentalmente e consegue se desligar de todo o resto. Essa parece ser uma tarefa difícil, mas é questão de treino. Ah, alguns exercícios de *mindfulness* podem ajudar nesse processo.

3. SAIA DO GENITAL

Nosso corpo é inteiramente erógeno e pode nos proporcionar sensações prazerosas. Muitas vezes começamos o sexo ou a masturbação já na ansiedade para tocar o genital, mas experimente despertar seu corpo como um todo para receber o prazer. Variando a velocidade e a intensidade do toque, explore sensorialmente com a ponta dos dedos seu rosto, seu pescoço, seus seios, sua barriga, o interior das coxas etc.

Uma boa dica é começar os estímulos com uma intensidade mais leve nas suas regiões menos sensíveis e, aos poucos, evoluir para uma intensidade mais forte nas suas regiões mais sensíveis. Use também a lógica "de fora pra dentro", se aproximando aos poucos do genital, aumentando a carga e a tensão sexual, favorecendo o orgasmo.

4. MASTURBE-SE

É na masturbação que conhecemos melhor nossas possibilidades de prazer e descobrimos regiões de maior ou menor sensibilidade. Isso nos torna mais conscientes dos nossos limites e do que favorece ou prejudica nossas sensações prazerosas. Assim, quando chegar a hora de compartilhar nossa sexualidade com outra pessoa, estaremos mais confiantes e seguras do que funciona.

5. CUIDE DOS BLOQUEIOS

O segredo para orgasmos melhores e mais intensos é, sobretudo, entender o que bloqueia e o que estimula a sua excitação. Depois disso, foque em diminuir o que a bloqueia. Algumas coisas têm soluções mais fáceis, como, por exemplo, o cansaço, que pode ser resolvido com um cochilo, ou os sons do ambiente, que podem ser resolvidos com música. Outros bloqueios podem ser mais desafiadores, como traumas, imagem corporal negativa, inseguranças. Esses merecem atenção, paciência e, se possível, tratamento psicológico. Seja gentil com você mesma no processo.

6. PERMITA-SE

Você pode ler e consumir todo tipo de informação sobre orgasmos e sexualidade; a ciência pode ajudar, técnicas também, mas uma das chaves para conseguir orgasmos incríveis é a permissão para o prazer. E isso só depende de você.

Você merece todo o prazer que seu corpo pode sentir, da maneira e na quantidade que seu corpo desejar. O seu prazer pertence a você, para manter para si ou para dividir, para explorar ou não, para abraçar ou evitar, quando você quiser. Você é quem escolhe. Como e quando. Onde e com quem. Leve o lembrete amigável de que o percurso é muito mais importante — e gostoso! — do que o destino final. Não há estrada pavimentada para o orgasmo, e isso é o que há de mais maravilhoso nessa jornada. Cada uma de nós faz sua própria trajetória, cria seus próprios caminhos, desbrava seus próprios territórios. Não parece um convite e tanto para aventuras incríveis?

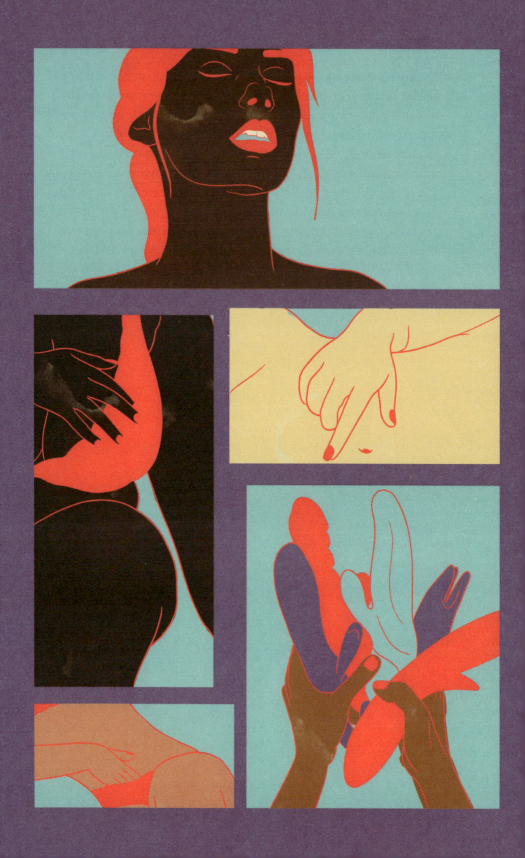

8.

Masturbação:

o prazer está em suas mãos

Inês,

que tem 68 anos, chega ao meu consultório decidida. Ficou viúva faz mais de um ano e não pretende se relacionar com um parceiro ou uma parceira tão cedo. Quer, agora, descobrir sozinha como se satisfazer. Tem muitas dúvidas sobre masturbação, *sex toys* e outras possibilidades eróticas. Pergunta se é possível, nessa idade, recomeçar uma vida sexual prazerosa.

● ● ●

Autoamor, brincar de DJ, siririca: seja qual for o termo usado, a masturbação feminina sempre foi um grande tabu. Segundo dados da pesquisa Mosaico 2.0 (2017), cerca de 40% das mulheres não se masturbam e uma em cada cinco relata nunca ter experimentado a prática — enquanto 82,7% dos homens declaram se masturbar. Não é difícil perceber que, socialmente, o tema é tratado de forma extremamente diferente entre os gêneros.

Como já conversamos aqui, a história da sexualidade feminina no Ocidente foi pautada na culpa, na vergonha e no controle dos nossos corpos — ideias muito reforçadas pela cultura judaico-cristã, em que qualquer prática que não levasse à procriação era objeto de punição. O corpo é pecaminoso e o prazer, estigmatizado. A partir do início do século XVIII, a masturbação foi elevada à condição de prejudicial, geradora de doenças físicas e mentais. Nessa época, dr. Tissot, um influente médico e físico suíço, fez uma declaração firme sobre o tema: "Esse hábito funesto faz morrer mais jovens do que todas as doenças juntas".

Diversos textos da época aterrorizavam as pessoas com os "malefícios" da masturbação. Olheiras, fraqueza, dor de cabeça, perda da beleza e da vitalidade, problemas de crescimento, infertilidade, dificuldades digestivas eram alguns dos efeitos vinculados a essa prática. Várias "técnicas curativas" para quem praticasse a masturbação — envolvendo amarração das mãos, colocação de uma gaiola para cobrir a genitália, uso de cinto de castidade, aplicação de ácido no clitóris e até extirpação do clitóris — chegaram a ser preconizadas na Europa.

No início do século XX, surgiram algumas mudanças na ciência. A Psicanálise apontava a masturbação como algo natural, embora sugerisse que esta era uma forma "infantil" ou "imatura" de prazer para as mulheres. Segundo Sigmund Freud, a mulher só atingiria a maturidade sexual após transferir a atividade da masturbação clitoriana para a atividade verdadeiramente feminina do coito (leia-se: sexo com penetração).

Paralelamente a toda essa construção histórica e social da masturbação, temos a narrativa do prazer feminino ignorada e silenciada durante milhares de anos. Essa somatória colabora para que, ainda nos dias de hoje, a masturbação feminina seja uma prática que evitamos fazer e até mesmo falar sobre, permeada de dúvidas e mitos. Captamos desde muito cedo a mensagem, ouvimos muitos "tira a mão daí" e, como consequência, passamos a nos sentir sujas por tocarmos nossas próprias vulvas. Crescemos distantes de nossos corpos, desconectadas e sem nos considerarmos dignas de prazer. Pare e pense por um minuto: qual foi a sua relação com a masturbação? Quantas vezes conversaram com você sobre essa prática? Você foi ensinada sobre ela? Encorajada a realizá-la? Muitas mulheres passam a vida toda sem se tocar. Outras até descobrem os prazeres da masturbação, mas eles, em geral, vêm carregados de sentimentos culpabilizadores.

Shere Hite, sexóloga americana, percebeu, em seus estudos, que a maioria das mulheres gostava fisicamente da masturbação, mas não gostava dela psicologicamente, corroborando a ideia de que eram os códigos morais que serviam como barreira para a prática, e não o ato em si. Quase todas as mulheres da amostra de Hite tinham sido ensinadas, na infância, a não se masturbarem.

Na atualidade, felizmente, os estudos de sexualidade não só normalizam a masturbação como também a incentivam. Hoje sabemos que o conhecimento do corpo e de suas sensações pode ter influência direta no desejo sexual, na capacidade de excitação e na obtenção de prazer. A masturbação é, inclusive, sugerida como parte do tratamento de algumas disfunções sexuais femininas. Mesmo assim, o tabu está tão enraizado que discursos como "não me sinto bem fazendo isso", "não acho certo" e até "não vejo graça na masturbação" são comuns.

Ninguém é obrigado a nada, menos ainda a gostar de sexo ou de masturbação, mas antes de desistir, eu gostaria que você entendesse as vantagens de se mastubar!

ESPECIALISTA EM VOCÊ

A masturbação é uma excelente ferramenta de autoconhecimento para você descobrir zonas de sensibilidade e prazer, bem como fortalecer a sua relação com o próprio corpo e com a sua sexualidade. Quando pulamos essa etapa de descoberta e exploração individual, acabamos terceirizando nosso prazer, esperando que outra pessoa saiba o que fazer para nos agradar. Mas esse é um grande equívoco. Se nem você sabe o que funciona, como esperar que o outro saiba? Seja você a grande especialista desse corpinho que habita.

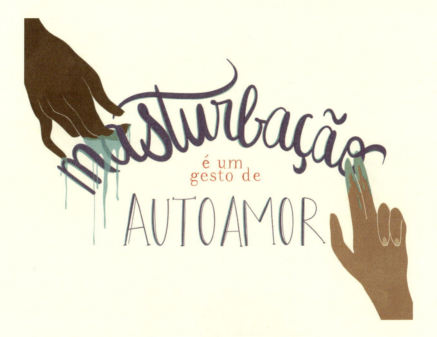

QUÍMICA DO PRAZER

A masturbação promove a liberação de dois hormônios que têm relação com o prazer: a endorfina e a dopamina. A primeira é uma espécie de analgésico natural, promove relaxamento e sensação de bem-estar, alivia tensões e dores e melhora o sono.

Já a dopamina é uma moderadora do prazer, que age sempre que alguma atividade promove uma recompensa prazerosa. Quando liberada, nosso cérebro cria um registro de que aquela atividade é positiva e aumenta nosso interesse e nosso desejo em realizá-la novamente. Sendo assim, a excitação e o prazer obtidos na masturbação aumentam o desejo sexual.

MELHORA NO SEXO A DOIS

Explorar-se sozinha permite que você conheça melhor as suas possibilidades de prazer, descobrindo suas zonas de maior ou menor sensibilidade sem aquela tensão que rola quando estamos compartilhando o momento íntimo com outra pessoa. Assim, quando esse momento a dois chegar, você estará muito mais consciente dos seus limites e daquilo que favorece ou desfavorece o seu prazer. Isso aumenta sua confiança na hora H e melhora a qualidade do sexo, ampliando o prazer e, consequentemente, o desejo. Ou seja: há muitos benefícios também para o sexo compartilhado. O que prova que **masturbação** não é só para quem está solteiro, mas pode ser muito benéfica para quem já tem alguma parceria.

Portanto, chegou a hora de vencermos as barreiras do moralismo para que possamos desfrutar dessa importante ferramenta de autoamor e autoconhecimento!

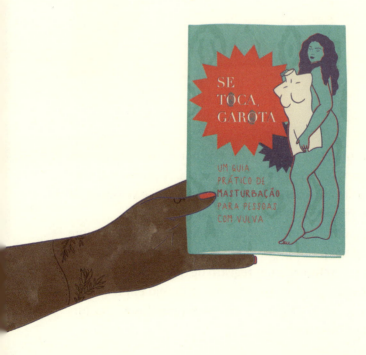

Permissão

Depois de tudo o que vimos até aqui, fica mais fácil compreender o porquê de a masturbação ser associada a sentimentos de culpa, vergonha e, às vezes, até nojo.

Por isso, o primeiro passo para essa jornada de autocuidado é **se permitir**. Deixar fora do quarto (ou banheiro) os tabus e compreender que seu corpo é uma plataforma sensorial, repleta de possibilidades, e que não há nada de errado em explorá-la na sua individualidade. Muito pelo contrário: você e seu corpo merecem!

Se pensamentos ou sentimentos negativos vierem, acolha, respire fundo e tente se lembrar de que eles foram criados e perpetuados por uma sociedade machista. É importante olhar para quais foram as fontes geradoras de culpa em nossa vida (educação rigorosa, religião, crenças familiares) para trabalhar a desassociação desse sentimento com o prazer e, finalmente, desfrutar dele de maneira positiva. Só você tem a autonomia e o poder para autorizar seu corpo a viver toda a potência de prazer a que você tem direito!

Crie um clima

O estresse do dia a dia, as mensagens de celular que não param, o medo de ser interrompida — tudo isso pode acabar atrapalhando a masturbação. Portanto, é importante criar um contexto em que você possa desligar a mente, relaxar e deixar os sentidos fluírem. É um *date* com você mesma. Escolha um lugar com privacidade, (pode ser no seu quarto ou durante o banho), aposte em uma iluminação confortável, coloque uma *playlist* que a deixe no clima e, quem sabe, até em um cheiro gostoso, como uma vela aromática, um incenso ou um creme.

Quanto mais foco nos sentidos você colocar, mais fácil será desligar a mente e acordar o corpo. Estava no meio da brincadeira e se pegou pensando na lista de compras? Fechar os olhos e focar nos cheiros e sons que a rodeiam podem ajudar a voltar para os sentidos.

Orgasmo não é o foco

Colocar o orgasmo como um objetivo final gera ansiedade e tensão, além de desviar do foco principal, que é conhecer seu corpo e o que lhe dá prazer. Seja curiosa, explore cada região com calma, prestando atenção nas temperaturas, texturas e sensações provocadas.

O orgasmo é a cereja do bolo, mas não deve ser o foco. Se for pra ter um objetivo, que seja experimentar o máximo de prazer que a experiência puder proporcionar. O prazer de uma mulher é sempre um ato revolucionário.

Lubrificação

Esse é um item indispensável para qualquer modalidade de sexo, seja ele solo ou acompanhada. Quando estamos excitadas, nosso corpo é capaz de produzir lubrificação natural através das glândulas de Skene e Bartholin, localizadas na vulva. No entanto, algumas vezes, mesmo quando excitadas, pode haver baixa lubrificação. Nesses casos, a solução é investir em lubrificantes, que facilitam os movimentos e ampliam a sensibilidade local.

É importante lembrar que óleo de coco ou lubrificantes oleosos não devem ser utilizados com preservativos. Também é essencial recordar que a saliva não é lubrificante. Além de não ser escorregadia o suficiente, seca rápido e pode ser fonte de transmissão de **Infecções Sexualmente Transmissíveis** (ISTs).

Posição

Cada corpo é um universo de sensações, e as percepções de prazer podem variar muitíssimo. Por isso, cada pessoa tem seu jeito e sua posição favorita para se masturbar — e todas são válidas. Se você nunca se masturbou, está na hora de conhecer e testar técnicas e posições para identificar o que funciona para você no quesito prazer. Se já tem o costume de se tocar e sabe bem o que funciona para você, aprender novas posições pode ser o caminho para descobrir outras fontes de prazer e se livrar da possibilidade de monotonia.

A seguir, você encontra algumas opções para testar e se divertir.

TRAVESSEIRO NO BUMBUM
Uma das posições mais clássicas. Deitada na cama com a barriga para cima, os joelhos dobrados e afastados, coloque um travesseiro abaixo do quadril para elevá-lo e permitir, assim, total acesso à sua vulva.

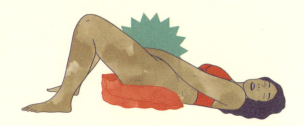

DE JOELHOS
Ajoelhada na cama ou no chão, com os joelhos bem afastados, pressione o corpo contra alguma superfície abaixo de você — pode ser um travesseiro, um *sex toy* ou sua própria mão. Faça movimentos com o quadril para a frente e para trás ou circulares. Essa posição aumenta o fluxo de sangue na pelve, favorecendo o orgasmo.

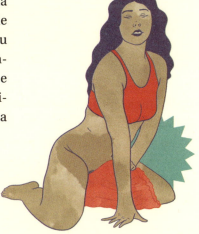

BARRIGA PARA BAIXO

Deitada de barriga para baixo, com o bumbum levemente empinado, pressione o osso pélvico e o clitóris contra sua mão ou um *sex toy* abaixo de você e faça movimentos suaves com o corpo para a frente e para trás. O peso do seu corpo garante uma fricção extra.

SENTADA

Escolha uma cadeira sem braços, sente-se com as pernas abertas e os pés presos atrás das pernas dianteiras da cadeira, inclinando o corpo levemente para trás. Essa posição permite acesso total à região deliciosa que você tem no meio das pernas, para ser explorada como desejar.

EM PÉ

Uma ótima opção para testar no banho. Com o corpo inclinado contra uma parede, afaste os joelhos permitindo acesso à sua vulva e aproveite para explorar com dedos e vibradores.

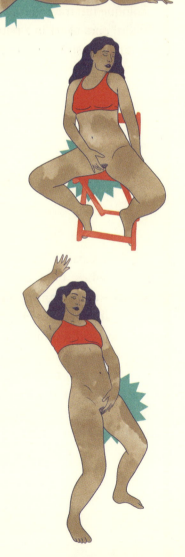

Antecipação e insinuação

Começar uma masturbação direto pelo estímulo genital pode até funcionar para algumas pessoas; porém, quanto mais lentamente a excitação for construída, maiores as chances e a intensidade do prazer. É o que chamamos de antecipação, a ideia de não ir direto ao ponto, mas aproveitar todo o potencial do nosso corpo e investir em toques indiretos.

Aproveite para conhecer e explorar, fugindo das regiões mais óbvias como mamas e vulva. Vá acordando as terminações nervosas por meio de toques diversos em outros locais. Aos poucos, vá se aproximando das regiões mais sensíveis e tocando-as ocasionalmente.

Um exemplo é estimular a parte interna das coxas, o monte púbico, mas "ignorar" propositalmente a região de clitóris e lábios por um tempo. Outra opção é realizar movimentos circulares próximos da entrada da vagina, ocasionalmente entrando um pouco nela, insinuando uma penetração, mas apenas rápida e superficial. Essas provocações causam uma sensação de antecipação, de expectativa por esse toque mais direto, levando ao aumento da excitação e da tensão sexual.

Pressão e velocidade

Aqui mora um dos erros mais comuns da masturbação. No geral, as pessoas acreditam que, quanto mais pressão e velocidade colocarem, melhor será o resultado. Mas, na prática, não é isso que acontece. Dependendo do local estimulado e do nível de excitação, algo muito intenso pode incomodar ao invés de ser prazeroso.

A pressão pode variar de muito superficial, com toques apenas nos pelos e na umidade da pele, a toques moderados que movimentam a pele sutilmente ou, ainda, toques mais intensos, pressionando a pele e as estruturas anatômicas, como glande do clitóris, lábios internos etc.

O ideal é testar diferentes pressões e velocidades, começando pelas mais lentas e leves e progredindo até encontrar uma que seja satisfatória. Quando chegar a esse ponto, não há necessidade de aumentar ainda mais. Enquanto o movimento estiver funcionando, continue com ele. Para a maioria das mulheres, movimentos lentos e constantes são mais prazerosos do que os mais rápidos.

Dedos ou brinquedos?

Existem muitas maneiras de se masturbar. Algumas pessoas preferem usar os dedos, outras, fricções no travesseiro, e há quem se aventure no universo dos *sex toys*. Não há maneira certa ou errada, nem melhor ou pior: o que funcionar para o seu prazer é válido.

Os *sex toys*, em especial os vibradores, ajudam a sair da rotina e facilitam o orgasmo para quem tem dificuldade de atingi-lo apenas com os dedos. A intensidade das vibrações ajuda a despertar as terminações nervosas que, muitas vezes, ficaram sem estímulos por anos. Lembra do caso clínico do começo deste capítulo? Pois bem, você já consegue imaginar o que aconteceu, certo? A paciente foi orientada a começar aos poucos, explorando toda a superfície da pele utilizando os dedos. No fim, os brinquedos sexuais também entraram no jogo. Se é possível recomeçar uma vida sexual prazerosa aos 68? Não só é possível como extremamente benéfico.

Seja com os dedos ou com brinquedos, o ideal é abusar do lubrificante. No caso dos *toys*, use-os para estimular toda a vulva. Como a inervação dessa região varia muito de corpo para corpo, cada pessoa tem uma área mais sensível, que pode ser mais próxima da glande do clitóris, mais próxima da entrada da vagina, localizada mais à direita ou à esquerda. Estimule toda a extensão dos lábios internos e externos com o vibrador até encontrar um ponto de maior sensibilidade — esse é provavelmente o local com maior concentração de terminações nervosas e com potencial para desencadear um orgasmo.

Ah! E não se preocupe: a história de que podemos nos viciar em vibradores é um mito. No entanto, o ideal é mesclar estímulos com brinquedos e estímulos somente com os dedos, já que o uso intenso de vibradores pode diminuir a sensibilidade e dificultar o prazer sem eles.

Tipos de toque

Definitivamente, masturbação é muito mais sobre conhecer e explorar seu corpo — menos regras e mais diversão, sabe? No entanto, algumas técnicas e tipos de toque costumam agradar a maioria das mulheres. A seguir, você confere algumas opções.

SANDUÍCHE DE CLITÓRIS

Consiste em posicionar os dedos "abraçando" os lábios externos de maneira que o clitóris fique preso no meio, exercendo uma média pressão e movimentando-os para um lado e para o outro, para cima e para baixo. Dessa maneira, o clitóris é estimulado indiretamente. É uma excelente opção para iniciar os estímulos de maneira mais indireta, para recomeçar estímulos após o primeiro orgasmo ou para quem tem muita sensibilidade ao toque direto no clítóris.

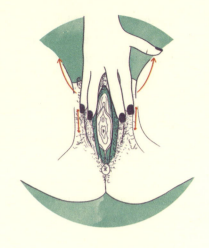

DE LADINHO

Posicione um dedo na lateral da glande do clitóris e faça movimentos de sobe e desce por toda a extensão dos lábios internos, tanto à direita quanto à esquerda, levemente ou de maneira mais intensa. É possível que você descubra que um dos lados é mais sensível do que o outro e leva mais rapidamente ao orgasmo.

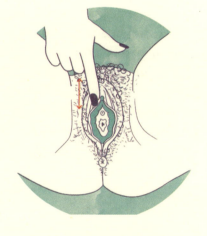

TAPINHAS

Para algumas mulheres, alguns "tapinhas" no capuz clitoriano ajudam a aumentar a sensibilidade. O

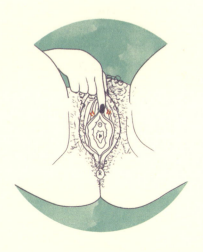

movimento é simples: com a ponta do dedo médio ou indicador, dê leves batidinhas no clitóris para "acordá-lo".

MOVIMENTO CIRCULAR

O favorito de grande parte das mulheres. Utilizando o dedo indicador e o dedo médio, realize movimentos circulares, que podem ser mais amplos, abrangendo os lábios, ou mais localizados no capuz (prepúcio) do clitóris. A pressão pode variar com toques bem sutis, aumentando a excitação, toques moderados, que mobilizam a pele do prepúcio clitoriano, e toques mais intensos. O ideal é que a pressão seja progressiva até um ponto em que esteja sendo prazerosa. O mesmo vale para a velocidade, que deve iniciar lenta e aumentar aos poucos.

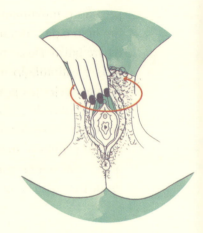

INFINITO

Um pouco mais elaborado que o movimento circular. Para realizá-lo, utilize o dedo indicador, o médio ou os dois, fazendo um movimento em formato de oito; ou seja, você vai fazer dois círculos, um ao redor da glande do clitóris e outro tocando os lábios internos, próximo à entrada do canal vaginal. Esse movimento requer um pouco de prática, mas, por estimular uma região maior da vulva e do clitóris, costuma ser extremamente prazeroso.

Essas são apenas algumas opções iniciais de movimentos para que você encontre o que mais lhe proporciona prazer. Pode ser um dos

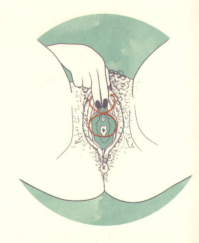

movimentos acima, uma combinação deles ou, ainda, um movimento novo que você acabe descobrindo no processo. Aproveite!

Constância x movimento surpresa

Na fase inicial da masturbação, enquanto estamos construindo a excitação, alguns toques "surpresa" podem ser interessantes. Um exemplo: se você está realizando movimentos circulares, experimente intercalar algumas batidinhas no clitóris. Isso funciona bem quando se quer segurar um orgasmo que está vindo. No entanto, se a intenção é gozar, quanto mais perto do pico orgástico, mais constantes devem ser os movimentos. Nesse momento, evite variar muito os movimentos, a pressão e a velocidade — a constância será sua aliada.

Por fim, divirta-se!

Seu corpo é um mar imenso e inesgotável de sensações. Mergulhe sem medo, explore sem julgamentos, sem cobranças e sem censura. Você merece sentir prazer. Está autorizada a senti-lo. O poder para desencadeá-lo está em suas mãos. Permita-se. Boa viagem. ;-)

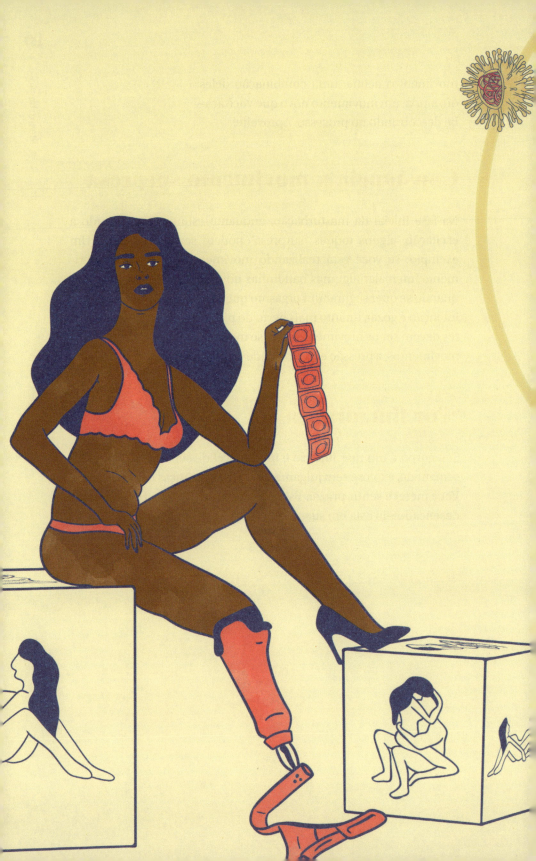

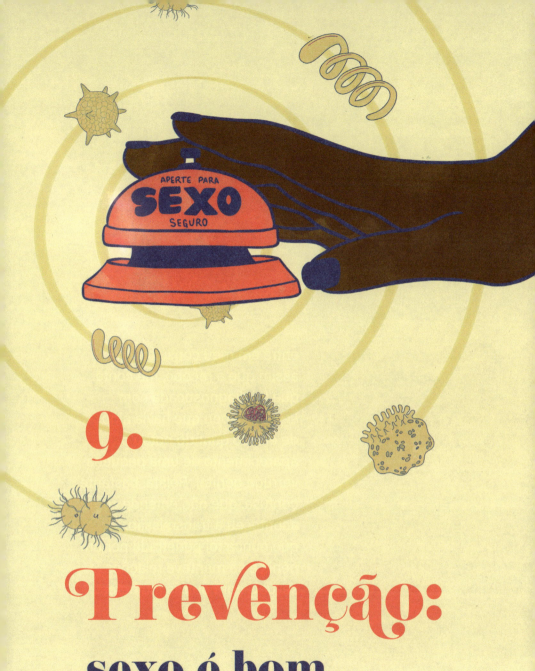

9. Prevenção:
sexo é bom, mas sexo seguro é ainda melhor

Mariana

entra em meu consultório e, assim que a recebo, me conta que foi diagnosticada com HPV. Percebeu que havia algo de errado quando notou o aparecimento de uma pequena verruga genital. Relata, bastante confusa, que não entende como aconteceu a transmissão, já que nunca foi penetrada por um pênis e só manteve relações sexuais com outras mulheres.

Eu sei, sexo é uma delícia, e este livro tem justamente a intenção de falar sobre sexualidade para além do bê-á-bá da educação sexual, que em geral inclui apenas as conversas sobre filhos e infecções sexualmente transmissíveis (ISTs). No entanto, esse é um assunto que não podemos ignorar: sexo precisa ser feito com responsabilidade! Afinal, além das ISTs, há a possibilidade de gravidez, e embora em alguns casos a gravidez possa até ser uma consequência desejada, a maioria das pessoas não quer conceber um bebê toda vez que transa. Queremos prazer, diversão, relaxamento e **muitos** orgasmos. Por isso, se proteger de uma gestação indesejada e de ISTs é essencial.

Afinal de contas, o que são ISTs?

As ISTs são provocadas por um vírus, uma bactéria ou um protozoário e, geralmente, são transmitidas pelo contato sexual com uma pessoa infectada, por meio de sexo sem proteção, seja ele via anal, vaginal ou oral. Podem ser transmitidas pelo contato entre genitais, pelo compartilhamento de brinquedos sexuais, pelo contato com fluidos corporais, como sêmen e sangue, ou ainda pelo contato entre mucosas e/ou pele. É importante lembrar também que algumas ISTs podem ser transmitidas da mãe para o filho durante a gravidez, o parto ou a amamentação.

Antigamente, conhecíamos esse grupo de infecções por "doenças sexualmente transmissíveis", as DSTs. O termo passou a ser questionado recentemente por que o "D", de "doenças", implicaria a manifestação de sinais e sintomas no organismo da pessoa, o que sabemos que nem sempre acontece, já que muitas dessas infecções evoluem sem nenhum sintoma por um tempo, ou nem sequer chegam a manifestar. É por isso que a nomeação correta é ISTs, ou infecções sexualmente transmissíveis, afinal é possível ter uma infecção sem desenvolver sintomas ou sinais visíveis.

Dito isso, vamos agora conhecer um pouco das principais ISTs, seus principais sintomas e suas vias de transmissão (lembrando que existem outras vias, como parto e transfusão sanguínea, mas aqui vamos focar na parte sexual).

CLAMÍDIA

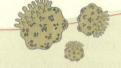

- Infecção bacteriana por *Chlamydia trachomatis*.
- É bastante comum. Segundo a Organização Mundial da Saúde (OMS), em 2016 foram detectados 126 **milhões** de novos casos.
- É transmitida por quase todas as formas de sexo, isto é, qualquer prática que troque fluido sexual, como penetração anal, penetração vaginal, sexo oral e contato entre vulvas.
- Pode ser assintomática ou apresentar sintomas como ardência ao urinar, dor durante o sexo, presença de secreção vaginal, peniana ou anal anormal, dor nos testículos, dor no baixo-ventre e sangramento nos intervalos do período menstrual.
- Tem cura. O tratamento é feito com antibióticos. Quando não tratada, pode se agravar, gerando infecções pélvicas e até causando infertilidade.

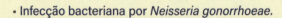

GONORREIA

- Infecção bacteriana por *Neisseria gonorrhoeae*.
- A transmissão é pelo contato com fluidos, portanto, por meio de penetração anal e vaginal, sexo oral e contato entre mucosas. Pode infectar genitais, ânus, garganta e olhos.

Prevenção

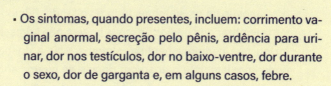

- Os sintomas, quando presentes, incluem: corrimento vaginal anormal, secreção pelo pênis, ardência para urinar, dor nos testículos, dor no baixo-ventre, dor durante o sexo, dor de garganta e, em alguns casos, febre.

- Tem cura. O tratamento é com antibióticos. Se não tratada, pode evoluir para complicações que levam à infertilidade.

SÍFILIS

- Infecção bacteriana por *Treponema pallidum*.

- O Brasil, assim como muitos países, vem apresentando um aumento de casos da doença. Segundo o último Boletim Epidemiológico do Ministério da Saúde, houve, entre 2010 e 2018, um aumento de 4.157% (sim, o número está correto) nos casos de sífilis no país.

- A transmissão se dá por sexo com penetração vaginal e anal, contato entre vulvas e sexo oral.

- Os sintomas geralmente começam com uma ferida chamada "cancro duro", que não dói, não coça, não arde e não tem pus, e surge no local que foi porta de entrada da bactéria, como pênis, vulva, vagina, colo uterino, ânus ou boca. A lesão tem muitas bactérias altamente contagiosas e dura cerca de três a oito semanas. Se não tratada, pode evoluir para o que chamamos de sífilis secundária. A doença se espalha e surgem lesões de pele em todo o corpo, podendo ocorrer febre, mal-estar, dor de cabeça e ínguas. Esse quadro pode durar até dois anos, com os sintomas indo e voltando. É importante lembrar que muitas pessoas podem não apresentar ou não perceber nenhum sintoma, pois a doença pode ficar latente e reaparecer depois de muitos anos em sua forma mais grave, a sífilis terciária, com lesões na pele, nos ossos, no coração e no sistema nervoso.

- Tem cura. O tratamento depende da fase em que a infecção se encontra. Se não tratada, pode evoluir para quadros graves, até mesmo com acometimento do sistema nervoso.

TRICOMONÍASE

- Infecção pelo protozoário *Trichomonas vaginalis*.

- Pessoas com vulva têm mais chances de se contaminar.

- Segundo a OMS, no ano de 2016, 156 milhões de pessoas entre 15 e 49 anos foram diagnosticadas com essa IST.

- A transmissão ocorre pelo contato de genitais com fluidos sexuais, contato pênis-vagina e contato entre vulvas.

- A ausência de sintomas é muito comum, porém pode haver corrimento vaginal em grande quantidade, acinzentado ou amarelo-esverdeado, com cheiro forte, além de coceira e inchaço da vulva e dor durante o sexo. Pessoas com pênis têm menos sintomas, mas podem transmitir.

- Tem cura. O tratamento é feito com antibióticos, que podem ser em forma de pomadas ou comprimidos.

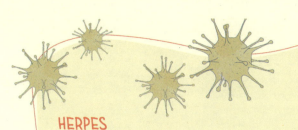

HERPES

- Infecção viral por HSV-1 e HSV-2.

- É extremamente comum. Estima-se que cerca de 70% da população mundial viva com HSV-1 e 40%, com HSV-2.

- É transmitida pelo contato de mucosas com lesões de herpes, fluidos genitais ou saliva contaminados. Isso inclui penetração anal ou vaginal, sexo oral, contato entre vulvas e até mesmo o beijo.

- É geralmente assintomática, e é possível que a pessoa tenha o vírus durante anos e não apresente nenhum sintoma, ou apresente surtos episódicos; ou seja, muitas pessoas têm o vírus e nem sabem. Quando acontece um surto visível, surgem pequenas bolhas, normalmente dolorosas, na região genital ou nos lábios, que depois se rompem e formam uma crosta. O primeiro surto costuma ser o mais intenso, com mal-estar e febre, além de mais duradouro (entre duas e quatro semanas). Depois do surto, os vírus costumam se movimentar pelos nossos nervos até encontrar uma célula nervosa onde vão se alojar pelo resto da vida. Pode ser que fiquem ali adormecidos, mas também pode acontecer de, em algum momento, eles se deslocarem das células nervosas até a pele, provocando novos surtos, com sintomas parecidos com o primeiro, porém mais amenos. Ainda é possível a existência de surtos ocultos, em que o vírus se desloca até a pele, mas não há lesões visíveis. Nessa fase, ainda há a chance de transmissão, embora seja pequena. Não há cura, porém existem tratamentos de prevenção e controle de novas crises. Apesar de bastante desconfortável, não costuma ser uma doença grave.

HPV

- Infecção viral por papilomavírus humano.

- É a IST mais comum.

- A transmissão ocorre pelo contato entre pele e/ou mucosa contaminada. Sexo oral, sexo anal, sexo vaginal e sexo entre vulvas são formas possíveis de contaminação.

- Os sintomas são raros e incluem verrugas indolores, que aparecem geralmente nas regiões ao redor dos genitais e do ânus, mas podem surgir internamente na vagina, no colo do útero ou no interior do ânus. Alguns tipos de HPV mais agressivos podem evoluir para câncer, sobretudo de colo de útero.

- Não há cura. As verrugas podem ser removidas, mas o vírus permanece no organismo, e em alguns casos nosso corpo sozinho é capaz de combatê-los. Exame preventivo é a chave para evitar lesões mais graves. A vacinação (de preferência antes do início da vida sexual) é a forma mais eficaz de prevenção. No Brasil, é garantida pelo Sistema Único de Saúde (SUS) para populações específicas (adolescentes, mulheres vivendo com HIV até 45 anos etc.)

HIV

- Infecção viral pelo Vírus da Imunodeficiência Humana.

- Importante: HIV e aids não são sinônimos. Aids é a síndrome da imunodeficiência adquirida, doença causada pelo HIV. Infectar-se com HIV **não** significa que a pessoa terá aids.

- A transmissão ocorre pelo contato com fluidos sexuais ou sangue. Penetração anal e penetração vaginal são as formas mais comuns. Sexo oral e contato entre vulvas são formas raras de transmissão, mas se tornam mais perigosas na presença de feridas ou sangramentos, como, por exemplo, no período menstrual.

- Os sintomas iniciais são raros e parecidos com os de uma gripe comum, como dor de cabeça, cansaço excessivo e dor nas articulações. Caso a infecção evolua para aids, muitos sintomas podem aparecer, incluindo febre alta constante, manchas vermelhas na pele, perda de peso e muitos outros.

- Não tem cura, porém existem medicamentos capazes de controlar a infecção e até torná-la indetectável e intransmissível. Atualmente, os tratamentos permitem muitos anos de vida — e com qualidade.

HEPATITE B

- Infecção pelo vírus HBV.

- É uma IST menos frequente, pois existe vacina para sua prevenção.

- A transmissão se dá por contato com fluidos genitais, urina ou sangue infectados, ou seja, todas as formas de sexo apresentam risco.

- O vírus ataca o fígado, mas a infecção geralmente não tem sintomas, ou se manifesta na forma de cansaço, tontura, enjoo e/ou vômitos, febre e dor abdominal.

- Em 95% dos casos, ocorre cura espontânea e o próprio corpo é capaz de combater o vírus. Apenas 5% evo-

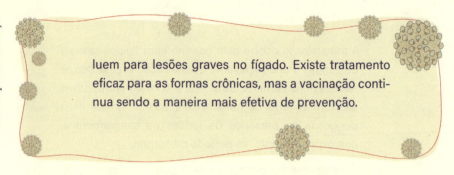

luem para lesões graves no fígado. Existe tratamento eficaz para as formas crônicas, mas a vacinação continua sendo a maneira mais efetiva de prevenção.

✳✳✳

Com o que vimos até aqui, fica mais fácil entender um pouquinho melhor por que Mariana, a paciente do começo deste capítulo, foi infectada mesmo sem nunca ter sido penetrada por um pênis, certo? É importantíssimo sabermos que relações sexuais entre pessoas com vulva também podem ser canais de transmissão de infecções. E que, sim, também devemos tomar os cuidados necessários nesses casos.

Bem, agora que já conhecemos brevemente as principais ISTs, vamos entender como podemos nos prevenir no sexo. Como combinamos neste livro, sempre que falarmos de sexo estaremos abordando as mais diversas práticas, que podem ou não estar presentes em uma relação, independentemente de identidade de gênero e/ou orientação sexual. Pensando assim, acredito que a melhor maneira de pensarmos em prevenção é entendendo quais partes do corpo estarão em contato e quais são os cuidados disponíveis.

Métodos de barreira

PÊNIS-VAGINA/ PÊNIS-ÂNUS / PÊNIS-BOCA

Para pessoas com pênis, o uso de preservativo costuma ser um método eficaz na prevenção tanto de ISTs como de uma gestação não planejada. Existem dois tipos principais de preservativos: externos, as chamadas "camisinhas masculinas", e internos, as "camisinhas femininas". Por aqui, adotaremos os nomes preservativo interno e externo, pois sabemos que os conceitos de masculino e feminino vão muito além do genital.

O preservativo externo é mais popular e acessível, sendo inclusive distribuído gratuitamente por várias unidades de saúde, ou facilmente encontrado em qualquer farmácia. O ideal é que seja usado em todas as relações que terão contato pênis-vagina, pênis-ânus ou pênis-boca.

COMO USAR O PRESERVATIVO EXTERNO DE FORMA CORRETA

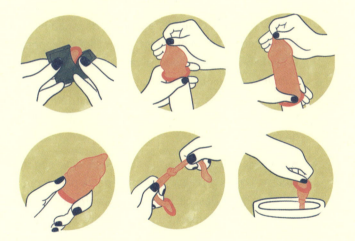

1. Verifique se a embalagem está íntegra e se o preservativo não passou da data de validade.
2. Abra a embalagem com cuidado — evite usar os dentes ou tesoura.
3. Confira se o preservativo não está quebradiço, ressecado ou danificado.

4. Aperte a ponta da camisinha e desenrole-a em um pênis ereto até a base, deixando um pouco de espaço no topo para coletar o sêmen. Atenção: se o reservatório destinado ao sêmen estiver cheio de ar, a camisinha pode estourar.

5. Coloque a camisinha antes de qualquer contato com a boca ou a área genital da outra pessoa (vulva, vagina ou ânus) e use o preservativo durante todo o tempo em que você estiver fazendo sexo.

6. Certifique-se de que o tamanho do preservativo está adequado. Preservativos muito pequenos ou apertados podem romper, e preservativos muito grandes têm mais chances de escorregar e sair.

7. Lubrificantes à base de água ou de silicone são bem-vindos, pois aumentam a sensação de prazer e ajudam a impedir que o preservativo se rompa. Lubrificantes à base de óleo (ou quaisquer outros derivados de petróleo) não devem ser usados com preservativos de látex, porque podem levar à ruptura do material.

8. Após a ejaculação, a pessoa com pênis deve segurar a borda do preservativo e puxar o pênis para fora do corpo da outra pessoa. Retire a camisinha com cuidado para evitar derramamento de sêmen. Em seguida, jogue-a no lixo.

9. Preservativos não são reutilizáveis. Coloque um novo toda vez que fizer sexo vaginal, oral ou anal. Você também deve usar um novo preservativo se mudar de um tipo de sexo para outro (como do anal para vaginal) ou se trocar de parceiro (como em um ménage).

Embora menos popular, o preservativo interno pode ser uma ótima opção na prevenção de gravidez e de ISTs, além de contar com outros pontos positivos, como, por exemplo, o fato de que, diferentemente do externo, pode ser colocado até oito horas antes da relação. Geralmente, é feito de poliuretano ou nitrilo, tornando-o seguro para pessoas alérgicas ao látex, e pode ser usado com qualquer tipo de lubrificante. Além disso, não precisa de ereção para ser inserido e pessoas com pênis costumam referir que a sensibilidade é melhor do que com o uso dos externos.

A maioria dos modelos disponíveis possui um anel flexível em cada uma das duas extremidades, ou seja, um anel interno, para segurar o preservativo dentro da vagina, e um anel externo, para impedir que o preservativo seja empurrado para dentro da vagina. É preciso um pouco de prática para colocar corretamente nas primeiras vezes, mas nada que você não seja capaz de aprender.

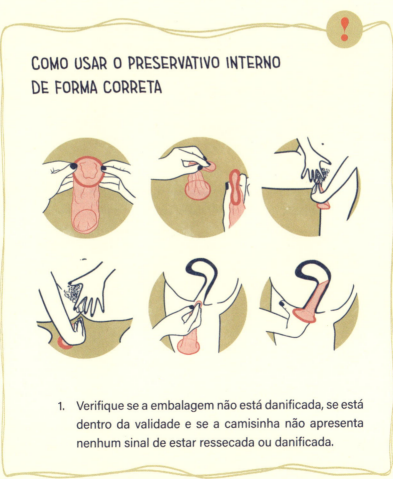

COMO USAR O PRESERVATIVO INTERNO DE FORMA CORRETA

1. Verifique se a embalagem não está danificada, se está dentro da validade e se a camisinha não apresenta nenhum sinal de estar ressecada ou danificada.

2. Abra a embalagem com cuidado, sem usar dentes ou tesoura.

3. Segure a argola menor (a extremidade fechada) com o polegar e o indicador. Aperte a argola e a introduza na vagina com o dedo indicador.

4. Usando o dedo, insira o anel o mais profundamente possível em seu canal vaginal.

5. A outra borda deve ficar aproximadamente 3 cm para fora, recobrindo parcialmente a vulva e a entrada da vagina.

6. Com o movimento do pênis, é normal que a camisinha se mova. Se o anel externo estiver sendo puxado para dentro, é necessário segurá-lo ou colocar mais lubrificante.

7. Após a relação, o preservativo pode ser retirado com tranquilidade, de preferência antes de a mulher se levantar, para evitar que o esperma escorra do interior do preservativo.

8. Para retirar, aperte o anel externo e torça algumas vezes para evitar o vazamento do esperma. Depois, basta puxar o preservativo para fora delicadamente.

9. A cada nova relação ou parceiro, deve-se usar um novo preservativo.

VULVA-BOCA/ ÂNUS-BOCA

A proteção mais viável é uma película conhecida como *dental dam*, uma folha de látex que pode ser usada como uma barreira no sexo oral. Infelizmente, esse é um produto difícil de encontrar, mas existe uma alternativa: cortar um preservativo externo e criar uma barreira entre a língua e a vulva ou o ânus.

VULVA-VULVA

Falar de proteção no sexo entre duas pessoas com vulva ainda é um desafio, já que não há no mercado dispositivos de proteção específicos. No sexo entre pessoas com vulva, a transmissão de HIV e hepatite B tem baixa incidência, mas outras ISTs ocorrem com frequência, principalmente sífilis, herpes e HPV. É importante pontuar que a menstruação aumenta a chance de infecções devido ao contato com sangue.

Nesse caso, não há uma proteção de barreira realmente eficaz entre as mucosas. É possível tentar, como no item anterior, o uso de *dental dam* ou de uma camisinha comum cortada e utilizada como uma barreira entre vulvas, mas é pouco eficaz devido ao movimento dos corpos. Existem algumas calcinhas de látex que também seriam indicadas para esse contato entre vulvas, mas não se sabe ainda o quanto exatamente protegem, além de serem produtos muito difíceis de encontrar. O ideal é estar sempre atenta à presença de lesões, verrugas ou corrimentos e realizar a testagem regular para ISTs.

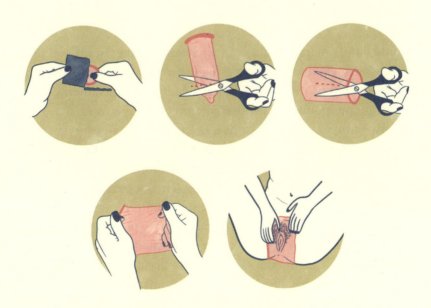

DEDO-VULVA/ DEDO-ÂNUS

O risco de contaminação por meio de uma interação dedo-vulva ou dedo-ânus existe se houver cortes ou machucados que possibilitem o contato entre o sangue, havendo, assim, a probabilidade de transmissão de HIV e hepatite B ou C. Lavar as mãos antes e depois de inserir o dedo, evitar a penetração de dedos com machucados e usar luvas descartáveis são opções de segurança extra.

VIBRADORES E *BULLETS*

O uso de brinquedos eróticos é sempre um artifício delicioso para incrementar o sexo, mas também é uma prática que merece cuidados. Quando for compartilhar seu *sex toy* com alguém, por exemplo, o ideal é que o brinquedo esteja revestido por um preservativo e que este seja trocado a cada pessoa que for utilizar.

Exames de rotina

Como vimos, para muitas práticas sexuais não existem métodos de barreira eficientes. Para ser bem sincera, os métodos disponíveis mais eficazes ainda são pensados exclusivamente para pessoas com pênis e suas possibilidades de penetração. Por isso, alguns outros cuidados são necessários, como a observação do próprio corpo em busca de algum sinal ou sintoma e a procura por ajuda médica caso algo seja identificado.

No entanto, como já conversamos, a maior parte das infecções é assintomática. Isso quer dizer que nem sempre vamos conseguir perceber apenas observando nosso corpo. E é por esse motivo que consultas regulares à sua médica ou ao seu médico e alguns exames rotineiros de rastreamento são imprescindíveis.

Existem exames de sangue para pesquisa de HIV, sífilis e hepatites e alguns testes que avaliam secreções para investigar clamídia e gonorreia. Além, claro, do exame preventivo, chamado de papanicolau, que é coletado em pessoas com útero para investigar alterações celulares que o HPV pode causar. Esses exames devem, inclusive, ser realizados mesmo por mulheres que se relacionam com outras mulheres, independentemente de existir ou não penetração nas relações. Quais exames você vai precisar fazer e com que frequência deve realizá-los são fatores a serem decididos junto com o profissional de saúde que a acompanha.

Vacinação

Os estudos avançam na busca por novas formas de prevenção. A criação de vacinas que possam controlar as ISTs é uma grande aposta. Imagina que delícia se a gente puder se vacinar e curtir o sexo sem essas preocupações? Bom, para algumas ISTs, isso já é possível.

HPV

Atualmente, existem duas vacinas aprovadas para proteger contra os principais tipos de HPV. A bivalente protege da infecção pelos subtipos 16 e 18, que podem causar câncer de colo de útero. Já a quadrivalente, além desses dois, protege também contra os subtipos 6 e 11, principais causadores de verrugas genitais.

A vacinação pode ser realizada em qualquer idade, mas é especialmente indicada para meninas e meninos jovens a partir de nove anos, antes de iniciarem sua vida sexual. A vacina não trata infecções atuais, porém pode ser tomada mesmo por pessoas que fazem tratamento ou já tiveram infecção pelo HPV, pois pode proteger contra outros tipos de vírus HPV, além de prevenir a formação de novas verrugas genitais e diminuir o risco de câncer.

HEPATITE B

No Brasil, desde 2016 a vacinação contra a hepatite B está indicada para todas as idades. Atualmente, ela costuma ser aplicada ainda na maternidade. Confira se você já foi vacinada e, caso não tenha sido, converse com um profissional para receber a imunização. A vacinação é a principal medida de prevenção contra a hepatite B, sendo extremamente eficaz e segura.

HEPATITE A

É importante mencionar que a hepatite A não entrou em nossa lista por não ser considerada uma IST. Sua principal forma de transmissão é oral-fecal, geralmente por alimentos ou água contaminada. Porém, é possível se contaminar por meio de práticas como o anilingus, ou beijo grego. A vacina é a melhor forma de profilaxia.

PrEP e PEP

A profilaxia pré-exposição (PrEP) é um método que faz parte das estratégias de prevenção combinada do HIV. Na prática, é um comprimido que você toma todos os dias e vai impedir a infecção por HIV se você tiver contato com o vírus. A PrEP funciona por meio da combinação de dois medicamentos que bloqueiam alguns caminhos que o HIV usa para infectar o organismo. Ela é indicada pelo Ministério da Saúde principalmente nos seguintes casos: trabalhadores(as) do sexo, pessoas trans, homens que fazem sexo com homens e parcerias sorodiferentes (quando uma pessoa tem HIV e a outra não).

Essa é mais uma opção de proteção contra o vírus, porém é importante lembrar que a PrEP não substitui o preservativo, uma vez que não protege de outras ISTs, além de apresentar efeitos colaterais, o que não permite seu uso por todo mundo.

Já a profilaxia pós-exposição (PEP) é um método de prevenção de urgência à infecção por HIV. Trata-se de um conjunto de medicamentos antirretrovirais que impedem que o HIV entre no sistema imunológico, se instale e se reproduza. Diferentemente da PrEP, ela é usada depois que houve a exposição. É indicada em casos de sexo desprotegido, nos casos de violência sexual ou de acidentes ocupacionais (com instrumentos perfurocortantes ou material biológico). Deve ser tomada até no máximo 72 horas após a exposição e mantida por 28 dias sem interrupção.

Se você tiver indicação para uso de PrEP ou PEP, pode encontrá-las gratuitamente no SUS.

Peguei uma IST, e agora?

Nossa sexualidade está sempre muitíssimo ligada a questões de moralidade e culpa. Por isso, quando alguém descobre que se contaminou com uma IST, a vergonha costuma ser um dos primeiros sentimentos que surgem. Porém, ISTs são como qualquer infecção, e qualquer pessoa com uma vida sexual ativa está sujeita a se infectar, não importando se transou com uma ou com centenas de pessoas. Também não é uma questão de higiene ou limpeza, como muitos pensam. Então, se você se contaminou, deixe a vergonha de lado e tome as precauções necessárias: procure ajuda profissional para iniciar o tratamento — como vimos, a grande maioria dos casos tem cura! — e informe-se a respeito da transmissão e de sua prevenção; afinal, você não quer sair por aí transmitindo ISTs, certo?

Contracepção

Sabemos que nem toda relação sexual tem como objetivo final uma gravidez, não é mesmo? Os métodos de contracepção existem justamente para reduzir o risco de uma gestação não planejada. Embora eles tenham sido criados há muitos anos e, desde então, venham se modernizando, ainda existe bastante desinformação sobre o assunto. Vejo, por exemplo, que muitas mulheres fazem a escolha dos seus contraceptivos com base na opinião de amigas ou de profissionais da saúde, mas sem entender ou sequer conhecer o método. Acredito que conhecimento e autonomia nas decisões sobre o nosso corpo são extremamente essenciais, e, por isso, a seguir há uma breve introdução aos métodos disponíveis para orientar você na escolha.

Antes, vale lembrar que cada organismo é único e pode reagir de maneira diferente a cada método. Depois deste capítulo, munida de informações, o ideal é que você tenha esse papo com a sua ou o seu profissional de saúde para tomar a decisão final sobre o método contraceptivo ideal para você, ok?

CONTRACEPÇÃO COM HORMÔNIO

- Pílulas combinadas
- Minipílulas
- Anel vaginal
- Adesivo anticoncepcional
- Injeção anticoncepcional
- DIU hormonal (SIU)
- Implante subcutâneo

CONTRACEPÇÃO SEM HORMÔNIO

- Métodos de barreira
- Métodos comportamentais
- DIU de cobre
- Esterilização cirúrgica

CONTRACEPÇÃO COM HORMÔNIO

PÍLULAS COMBINADAS

As pílulas surgiram na década de 1950 e causaram uma verdadeira revolução na sexualidade feminina. Até hoje, são um dos métodos contraceptivos mais conhecidos. As pílulas combinadas são formadas a partir da junção de dois hormônios sintéticos, o estrogênio e o progestogênio, semelhantes aos produzidos pelos nossos ovários. Existem várias versões que podem variar na combinação de hormônios, na quantidade desses hormônios e na forma de utilização.

Elas funcionam principalmente bloqueando a nossa ovulação, mas podem também promover alterações no muco cervical e no endométrio para dificultar uma possível gravidez. Muco cervical é um fluido produzido pelas células do colo do útero que vai mudando ao longo do ciclo, de mais seco para cremoso e depois elástico. Já percebeu na sua calcinha uma secreção parecida com clara de ovo perto da ovulação? Isso é o que chamamos de muco cervical, e ele serve para facilitar ou dificultar a subida dos espermatozoides até o útero.

Pílulas combinadas costumam ser bastante eficazes se usadas corretamente, chegando a 99,7% de proteção com uso perfeito; ou seja, menos de uma pessoa em 100 ficará grávida em um ano de uso. Para usar corretamente, você deve tomar a pílula todos os dias, por volta do mesmo horário. A maior parte das pílulas é monofásica; isso significa que todos os comprimidos da cartela são iguais, com a mesma dosagem de hormônios. Há cartelas com 21 comprimidos, devendo haver pausa de sete dias entre uma e outra, e cartelas com 24 comprimidos, devendo haver quatro dias de pausa entre uma e outra. Existem ainda as pílulas multifásicas, cujos comprimidos da cartela têm dosagens diferentes de hormônio, e você deve respeitar a sequência e a quantidade de dias indicadas na bula.

Vale dizer que o uso de hormônios pode gerar alguns efeitos colaterais, como náusea, dor de cabeça, secura vaginal, dor nas mamas, alterações na pele, diminuição da libido, alterações no peso, sangramento no meio do ciclo (*spotting*), entre outros. Isso não quer dizer que você vai sentir tudo isso, mas é importante que, antes de escolher, você esteja ciente dos possíveis efeitos. Algumas complicações graves, apesar de raras, também são possíveis: formação de coágulos no sangue, trombose venosa, infarto agudo do miocárdio e acidente vascular cerebral (AVC).

É justamente por causa desses riscos que existem pessoas que não podem usar pílulas combinadas. Além disso, não dá para saber como cada corpo vai reagir a um medicamento até que o tome. Dessa forma, não vale aquela ideia de usar a mesma pílula que sua amiga usa. É essencial que a escolha seja feita em conjunto com uma médica ou um médico.

MINIPÍLULAS

São as pílulas que contêm apenas um hormônio, a progestina, que nada mais é do que uma progesterona sintética. Elas agem modificando o muco cervical, deixando-o mais espesso e, portanto, dificultando a locomoção dos espermatozoides. Além disso, alteram o endométrio (camada interna do útero) e, em alguns casos, bloqueiam a ovulação. Costumam ser uma opção para quem tem contraindicação ao uso de estrogênio.

A minipílula deve ser tomada todos os dias de maneira contínua (sem pausa), e pode haver ou não algum sangramento menstrual. Tem alta eficácia se usada corretamente — o que inclui um horário rigoroso, já que, se passar de três horas do momento em que deveria ser ingerida, perde sua proteção.

Entre os principais efeitos colaterais possíveis estão alterações no ciclo menstrual, com sangramentos de escape, dor de cabeça, sensibilidade aumentada nas mamas e alteração no peso. Efeitos graves são raros.

ANEL VAGINAL

É um anel de silicone que contém hormônios combinados que serão absorvidos pela parede da vagina. É o método combinado com menor dosagem de estrogênio, o que pode diminuir os efeitos colaterais e os riscos decorrentes do uso.

Tem alta eficácia se usado corretamente. Deve ser inserido na vagina pelo período de três semanas. Depois, você pode optar por uma pausa de uma semana ou emendar um novo anel.

Os efeitos colaterais e os riscos são semelhantes aos das pílulas combinadas, pois o anel também contém estrogênio e progestogênio em sua composição.

ADESIVO ANTICONCEPCIONAL

É um adesivo composto de hormônios combinados. Quando é colado na pele, esses hormônios penetram no corpo, chegando à corrente sanguínea, e agem bloqueando a ovulação, causando também alterações no muco cervical e no endométrio.

A maneira correta de uso é a aplicação do adesivo em local limpo e seco do corpo, realizando a troca uma vez por semana por 21 dias. Na sequência, há uma pausa de sete dias. Por apresentar altas doses de estrogênio, o ideal é que essa pausa seja respeitada, a fim de diminuir os efeitos colaterais e os riscos, que são semelhantes aos das pílulas combinadas. É preciso ficar atenta ao local em que é colado, porque, se o adesivo se soltar, pode ocorrer falha no método.

INJEÇÃO ANTICONCEPCIONAL

Existem dois tipos de injeções contraceptivas: uma contém hormônios combinados (estrogênio e progestina), enquanto a outra contém apenas um hormônio (progestina). A primeira deve ser aplicada mensalmente; já a segunda deve ser aplicada a cada três meses.

Elas têm alta eficácia e a vantagem de não necessitarem do compromisso diário da ingestão da pílula. Porém, é importante lembrar que a injeção contraceptiva pode apresentar efeitos colaterais e que, depois de aplicada, seu efeito dura de um a três meses. Pode causar sangramento irregular, ou mesmo ausência de sangramento, além de aumento de peso — principalmente a injeção de um só hormônio.

DIU HORMONAL (SIU)

É um pequeno dispositivo introduzido no útero por profissionais de saúde habilitados. Uma vez inserido, age liberando lentamente e em pequenas quantidades o hormônio progestina, que atua afinando o revestimento do útero (endométrio) e deixando o muco cervical mais espesso, dificultando, assim, a passagem dos espermatozoides. Embora parte desse hormônio atravesse a mucosa do útero e seja absorvida pela corrente sanguínea, são doses muito baixas, o que torna o SIU uma ótima opção para quem sente muitos efeitos colaterais com o uso dos outros métodos hormonais.

O dispositivo, após inserido, é altamente eficaz na contracepção e pode durar até cinco anos; ou seja, tem como vantagem a ação de longo prazo. Em alguns casos, pode suspender a ovulação. O mesmo acontece com os sangramentos: algumas pacientes notam redução e até ausência de sangramentos, outras continuam apresentando menstruação. Seu principal efeito colateral é o sangramento irregular.

Sua inserção pode ser um pouco dolorosa, mas nada que não seja possível controlar com analgésicos. Além disso, também pode ser retirado por sua médica ou seu médico a qualquer momento, se você desejar engravidar. É uma boa opção para quem não pode usar métodos que contenham estrogênio.

IMPLANTE SUBCUTÂNEO

Trata-se de um pequeno bastão de plástico flexível inserido no braço que contém o hormônio progestina, o qual é liberado de maneira constante, lenta e em pequenas doses para todo o corpo. O hormônio impede a ovulação e deixa o muco cervical mais espesso, dificultando a movimentação dos espermatozoides.

A inserção é feita por uma médica ou um médico, com anestesia local para aliviar a dor do procedimento. O implante é colocado embaixo da pele, na parte interna do braço. Depois disso você não precisa mais se preocupar, pois o implante libera hormônios por até três anos. Portanto, é uma boa alternativa para mulheres que desejam um método anticoncepcional confiável e de longa duração.

Outro ponto positivo é que o implante não contém estrogênio, o que diminui os riscos relacionados a esse hormônio. Seu principal efeito colateral relatado é o sangramento irregular. Algumas mulheres também relatam ganho de peso e dor nos seios.

CONTRACEPÇÃO SEM HORMÔNIO

MÉTODOS DE BARREIRA

- **Preservativos**

    Funcionam evitando que os espermatozoides entrem em contato com a vulva e a vagina. Se usados de maneira correta e consistente, são quase tão eficientes quanto os métodos hormonais. O preservativo, aliás, é o único método contraceptivo que também reduz os riscos de ISTs. No começo deste capítulo, você encontra instruções de como usá-lo corretamente.

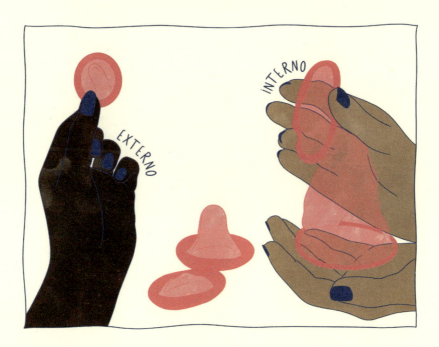

- **Diafragma**

É um disco flexível e abaulado, com borda flexível, feito de borracha de látex ou silicone. Deve ser colocado no canal vaginal antes da relação sexual. O diafragma recobre o colo do útero e funciona como uma barreira simples, impedindo que os espermatozoides cheguem ao útero.

Antes de começar a usar esse método, uma médica ou um médico deve fazer uma medição inicial para determinar o tamanho adequado do diafragma a ser introduzido, mas depois disso você mesma poderá colocá-lo antes das relações sexuais. Tem uma boa eficácia, a qual melhora ainda mais com o uso de espermicida, um gel que tem propriedades químicas que paralisam os espermatozoides. Seu diferencial é que pode tanto ser algo de última hora quanto planejado, já que o dispositivo pode ficar inserido por até 24 horas. Após a relação, é importante deixá-lo por pelo menos seis horas dentro do corpo. Sempre é bom lembrar que o diafragma não oferece proteção contra ISTs.

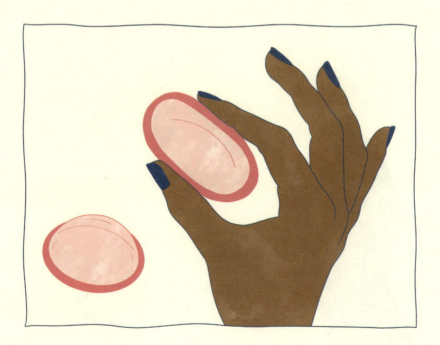

- **Esponja**

    A esponja é um pequeno disco de espuma de látex que contém espermicida e é colocada no colo do útero para evitar a gravidez. Também pode ser deixada dentro da vagina por até 24 horas. Antes de usar, deve ser mergulhada em água para a liberação do espermicida. Uma vez dentro do corpo, precisa ser colocada o mais fundo possível até cobrir o colo do útero, bloqueando, assim, o acesso dos espermatozoides. Essa opção também não protege de ISTs.

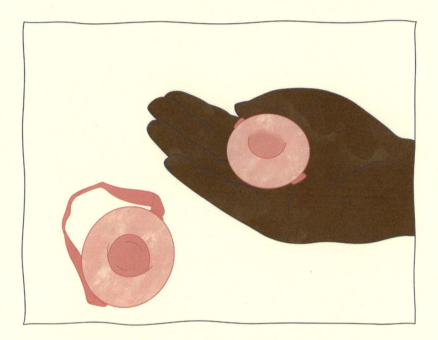

MÉTODOS COMPORTAMENTAIS

- **Coito interrompido**

    Esse método consiste na retirada do pênis da vagina antes da ejaculação. O coito interrompido exige muito autocontrole e confiança; por isso, é um método anticoncepcional pouco confiável. A pré-ejaculação, ou "pré-gozo", contém alguns espermatozoides, e, portanto, mesmo com a retirada do pênis antes da ejaculação, ainda há chance de gravidez. Por esse motivo, sua médica ou seu médico provavelmente não recomendaria o coito interrompido como um método anticoncepcional eficaz.

• Tabelinha

É um método rítmico, ou seja, que usa a contagem de dias para prever a ovulação com o objetivo de evitar o sexo em dias férteis. Além do dia da ovulação, deve-se evitar relações três dias antes e três depois. Um dos problemas com a tabelinha é que ela é baseada na teoria de que o ciclo menstrual sempre dura 28 dias, com a ovulação ocorrendo no 14º dia. Acontece que muitas pessoas não têm ciclos de 28 dias. Além disso, os ciclos podem variar segundo alguns fatores, como o estresse, por exemplo, o que diminui a eficácia do método.

• Métodos de percepção de fertilidade

Diferentemente da tabelinha, esse método não se baseia na quantidade de dias, mas no monitoramento de marcadores de fertilidade, como muco cervical, mudanças de temperatura e, às vezes, posição do colo do útero. A ideia é identificar os dias férteis e evitar relações (nesses casos, estamos falando de relações com penetração pênis-vagina), ou usar outros métodos no período. Existem diversos tipos de métodos de consciência de fertilidade, entre eles:

- Método de dias padrão: resumidamente, deve-se contar os dias do ciclo, considerando como primeiro dia do ciclo o primeiro dia da menstruação, e então deve-se evitar relações ou usar outros métodos associados do 8º ao 19º dia do ciclo. A cada 100 pessoas, 5 engravidam por ano se fizerem o uso perfeito desse método. Ele é considerado uma opção moderna pela oms, mas não funciona bem para pessoas com ciclos irregulares ou que durem menos de 26 dias ou mais de 32 dias.

- Método de dois dias: todos os dias, pelo menos duas vezes ao dia, você deve monitorar seu muco cervical e fazer duas perguntas a si mesma. *Eu observei alguma secreção ontem? Eu observei alguma secreção hoje?* Se existe/existiu muco escorregadio no dia ou no anterior, você está potencialmente fértil e deve evitar sexo ou se prevenir. A ausência de secreção por dois dias consecutivos é um indicativo de que você está fértil. Com o uso perfeito desse método, a cada 100 pessoas, 4 engravidarão por ano.

- Método de Billings: é parecido com o método de dois dias, pois o controle também acontece pela percepção diária do muco cervical. Mas, neste caso, as informações são anotadas em um gráfico que indica os dias férteis e algumas regras sobre quando se pode ter relações. A cada 100 pessoas, 3 vão engravidar com o uso desse método no período de um ano.

- Método sensiplan/sintotérmico: trata-se de uma associação entre tabelinha, avaliação da temperatura basal corporal e avaliação do muco cervical para determinar a janela fértil. A temperatura corporal basal da mulher aumenta levemente, cerca de 0,5 °C, após a liberação do óvulo. Para acompanhar as mudanças de temperatura, a mulher deve medi-la todas as manhãs, antes de sair da cama ou de realizar qualquer esforço físico. Também após a liberação do óvulo, o muco cervical aumenta em quantidade e fica mais fino, elástico, límpido. Relações com penetração devem ser evitadas ou realizadas com proteção a partir do primeiro dia, que exige abstinência de acordo com o método do calendário, até pelo menos 72 horas após o dia em que sua temperatura corporal basal aumentar e o muco cervical apresentar alteração.

Cada um desses métodos tem regras ligeiramente diferentes, e por isso é importante pesquisar e entender como funcionam para, a partir daí, escolher um para seguir. Os métodos de percepção de fertilidade podem ser uma ótima opção, porém exigem uma certa prática e muito autoconhecimento.

DIU DE COBRE

O dispositivo intrauterino (DIU) é um pequeno dispositivo em forma de T que contém um fio de cobre. Em vez de hormônios, o DIU de cobre gera uma resposta inflamatória no corpo criando um ambiente desfavorável para o esperma. Caso um espermatozoide consiga passar, o cobre impede que o óvulo fertilizado seja implantado no revestimento do útero. É um método muito eficaz e deve ser colocado por um profissional de saúde habilitado. Uma vez que esteja dentro do útero, oferece proteção por cinco a dez anos, dependendo do modelo. Pode ser colocado inclusive em mulheres que nunca tiveram filhos. Não há alterações hormonais, então você continuará ovulando. Um ponto negativo é que algumas pessoas que o utilizam apresentam um aumento no fluxo menstrual e nas cólicas, mas isso costuma diminuir com o tempo.

ESTERILIZAÇÃO CIRÚRGICA

Existem dois procedimentos cirúrgicos considerados métodos contraceptivos permanentes: a laqueadura tubária e a vasectomia.

A laqueadura tubária é um procedimento cirúrgico que fecha, corta ou remove partes das tubas uterinas. Todos os meses nossos ovários liberam óvulos, que se locomovem pelas tubas por alguns dias até chegarem no útero. Nesse processo, se um espermatozoide encontra o óvulo, ocorre a fecundação. A realização da laqueadura bloqueia esse trajeto, impedindo que óvulo e espermatozoide se encontrem. De acordo com a legislação brasileira, o procedimento pode ser realizado em mulheres com pelo menos dois filhos vivos ou maiores de 25 anos — portanto, diferentemente do que diz o senso comum, ela também pode ser realizada naquelas que não tiveram gestação. O procedimento é, em geral, seguro, embora, como qualquer cirurgia, possa ter algumas complicações. A principal vantagem é ser um método altamente eficaz que dura para sempre.

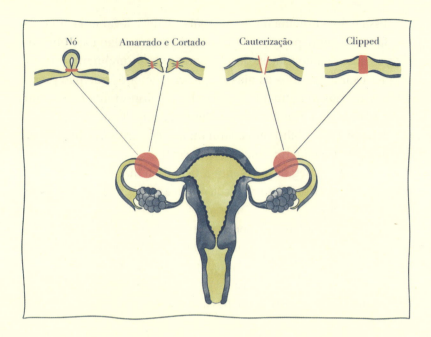

Já a vasectomia é um procedimento realizado em pessoas com pênis, em que o canal responsável pelo carregamento dos espermatozoides é cortado ou bloqueado. Sendo assim, ainda há ejaculação, porém sem espermatozoides. É importante destacar que a vasectomia não altera a qualidade de orgasmo ou o prazer, nem a capacidade de ereção. Após o procedimento, pode demorar algum tempo até que não existam mais espermatozoides, por isso o ideal é usar outra forma de proteção até que um exame seja realizado para constatar que não há mais risco.

Os dois procedimentos, a laqueadura e a vasectomia, foram criados para serem definitivos, mas, em alguns casos, é possível reverter a operação. Vale dizer que essa possibilidade, no entanto, é uma exceção. Por isso é importante pensar bem sobre o procedimento e jamais realizá-lo por pressão de outras pessoas. Também é válido lembrar que nenhum dos dois protege contra ISTs; portanto, o uso de camisinha segue indispensável.

Agora que você já conhece um pouco sobre os muitos métodos disponíveis, é possível que bata aquela dúvida sobre **qual método**, afinal, você deve escolher.

Essa é uma escolha muito pessoal que deve levar em conta vários fatores, como, por exemplo, se você pode ou não usar hormônios, se quer ou não usar, se deseja menstruar normalmente ou não, se quer usar algo todos os dias ou prefere métodos que não precisem ser usados diariamente etc. Também é importante considerar como você se sente com a ideia de ter um dispositivo no seu corpo, se ainda deseja ter filhos em algum momento e, principalmente, se esse método faz com que você se sinta segura.

A imagem a seguir apresenta a taxa de falha de cada método para que você possa, junto com sua médica ou seu médico, escolher a melhor opção.

Antes de consultá-la, é interessante que você saiba o significado de "uso típico", que aparece na avaliação dos contraceptivos. O uso típico descreve quão bem um método funciona em um grupo de pessoas que o estão usando "tipicamente" (ou seja, não apenas da maneira "perfeita"). Os usuários típicos incluem pessoas que:

- usam o método corretamente e todas as vezes que fazem sexo (ou seja, usuários perfeitos);

- usam o método corretamente, mas nem todas as vezes que fazem sexo;

- usam o método todas as vezes que fazem sexo, mas nem sempre corretamente;

- não usam o método corretamente nem todas as vezes que fazem sexo.

TAXA DE FALHA DOS MÉTODOS CONTRACEPTIVOS
(USO TÍPICO)

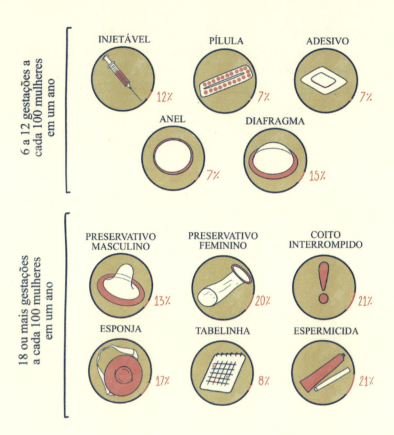

E, para finalizar essa conversa extensa mas essencial, vamos de mitos e verdades sobre métodos contraceptivos?

Mito ou verdade?

PÍLULA ENGORDA
VERDADE PARCIAL

Em geral, **não** engorda. O que pode acontecer é um aumento na retenção de líquido, sobretudo no começo do uso, que leva ao aumento de alguns quilos na balança. Outro fator é que a pílula aumenta no corpo uma proteína chamada SHBG, que diminui a testosterona livre do corpo. Sabemos que a testosterona age no ganho de massa magra e que essa, por sua vez, aumenta o metabolismo, o que ajuda na perda de peso. Ou seja, pode existir, sim, alguma influência indireta, mas é sempre bom avaliar caso a caso. Algo muito comum de acontecer é a pílula nos acompanhar por muitos anos da nossa vida e, durante esse tempo, nosso corpo mudar naturalmente devido a outros fatores, como alimentação, idade, prática de exercício etc. Assim, é sempre bom ficar de olho nesses fatores antes de culpar a pílula.

USAR ANTICONCEPCIONAL POR MUITO TEMPO PODE CAUSAR INFERTILIDADE
MITO

Com exceção dos métodos definitivos, todos os outros métodos são reversíveis, e a fertilidade retorna com a suspensão do uso. O que pode acontecer é que, em pessoas que usam métodos hormonais por muito tempo, parte dos hormônios pode ficar acumulada em células de gordura e continuar a ser liberada mesmo após a interrupção do método, o que acaba fazendo com que essas mulheres demorem um pouco mais para engravidar.

ANTICONCEPCIONAL HORMONAL PODE DIMINUIR A LIBIDO
VERDADE

Como mencionei, pode haver um aumento de SHBG e a consequente queda na testosterona livre, que é um hormônio que atua positivamente no desejo sexual. Então, é possível que exista uma influência. Isso não quer dizer que vai acontecer com todas as pessoas. Pelo contrário, há estudos que mostram que algumas mulheres têm um aumento da libido por se sentirem mais seguras sexualmente quando estão fazendo uso de algum método.

Essa interferência também varia de método para método e costuma aparecer mais em quem faz uso de contraceptivos hormonais orais. Se você sentir uma mudança na sua resposta sexual ao iniciar o uso de contraceptivos, é válido conversar com sua médica ou seu médico. Porém, é importante saber que a libido depende de muitos fatores, e nem sempre os hormônios são os responsáveis por sua diminuição ou seu aumento.

ANTICONCEPCIONAL PODE CAUSAR TROMBOSE
VERDADE

Os hormônios presentes nos anticoncepcionais, principalmente o estrogênio, alteram a viscosidade do sangue, podendo favorecer a formação de trombos. Quem faz uso de pílulas combinadas tem de duas a quatro vezes mais chances de desenvolver uma trombose do que mulheres que não usam. Mas, calma, para pessoas jovens e saudáveis, esse risco, embora aumentado, continua baixo: a cada 10 mil usuárias de pílula, entre 40 e 100 terão trombose no decorrer de um ano. Entre as que não usam nenhum método, entre 20 e 50 terão trombose. Isso significa que o risco absoluto ainda é baixo.

As chances aumentam, é claro, na presença de fatores de risco, como tabagismo, idade acima de 35 anos, doenças crônicas, entre outros. Por isso, é importante um aconselhamento médico antes da escolha do método contraceptivo.

DE VEZ EM QUANDO, É BOM TROCAR O MÉTODO
PARA O ORGANISMO NÃO SE ACOSTUMAR
MITO

Essa história de que nosso corpo se acostuma com o anticoncepcional não é verdade. Além disso, os maiores riscos e efeitos colaterais no uso de contraceptivos estão nos primeiros meses de uso. Por isso, a não ser que você esteja tendo algum problema com o método atual ou deseje mudar por algum outro motivo, o ideal é permanecer com a opção que já funciona para você.

DIU DE COBRE É ABORTIVO
MITO

O DIU impede uma gravidez bloqueando a junção do óvulo com o espermatozoide, ou seja, age antes mesmo da fecundação. Logo, não tem como ser considerado um método abortivo.

DUAS CAMISINHAS É MELHOR DO QUE UMA
MITO

Pode até parecer lógico que dois preservativos ofereçam proteção em dobro, mas o que acontece é bem o contrário disso. Duas camisinhas colocadas uma sobre a outra aumentam o atrito do látex e, com isso, elevam as chances de estourarem ou rasgarem. Isso vale também para a combinação entre preservativo externo e interno: o melhor é optar por apenas um!

ANTIBIÓTICOS CORTAM O EFEITO DO ANTICONCEPCIONAL
VERDADE PARCIAL

A maioria dos antibióticos não interfere nos contraceptivos hormonais. Apenas as rifamicinas, incluindo a rifampicina, tornarão o seu método contraceptivo menos eficaz. A rifampicina pode acelerar a capacidade do fígado para decompor moléculas e medicamentos, incluindo as pílulas anticoncepcionais. Por esse motivo, qualquer pessoa que utilize qualquer forma de contraceptivo hormonal — como a pílula, o adesivo, o anel, a minipílula ou o implante — e receba tratamento com a rifampicina deve ficar atenta sobre a possibilidade de diminuição da eficácia. Outros métodos, como a injeção contraceptiva, o DIU de cobre e o DIU hormonal, não sofrem interferência.

Aqui, vale lembrar que outros antibióticos podem causar alterações no trato digestivo, como vômitos e diarreia. Caso aconteça algum desses episódios até quatro horas após a ingestão da pílula, ela pode perder seu efeito.

***

Por fim, espero que este capítulo tenha ajudado você a compreender um pouco o universo da prevenção, tanto das ISTs quanto da gravidez indesejada. Sexo é um evento delicioso, mas deve ser feito com responsabilidade. Não tenha medo de conversar com parceiros(as) sobre o assunto. Não há nada de vergonhoso ou chato nisso. Se proteger é seu direito e um ato de amor-próprio. Não aceite pressão para nenhum tipo de sexo que a deixe desconfortável. Escolha o melhor ou os melhores métodos que se adaptem ao seu estilo de vida e às suas práticas sexuais e viva sua sexualidade com plenitude.

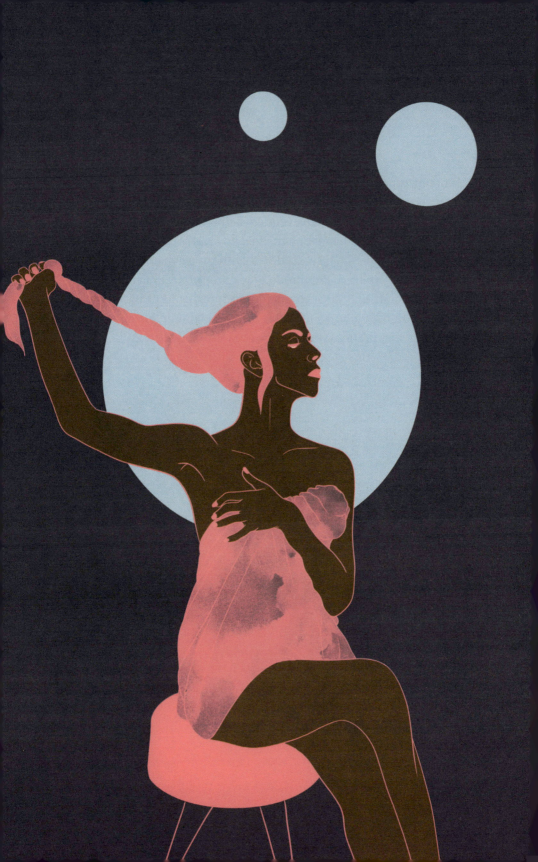

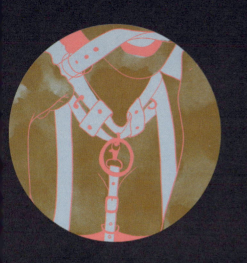
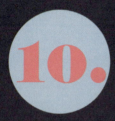
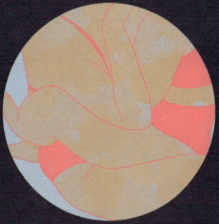

Fantasias sexuais:

convidando a imaginação para entrar no jogo

Sarah

chega ao meu consultório com a reclamação de que não tem nenhuma fantasia sexual. Diz que, recentemente, numa conversa de bar com as amigas, ouviu-as descrever desejos secretos, contar histórias excitantes sobre a realização desse ou daquele fetiche. Sente que há algo de errado, já que não tem lembrança de, algum dia, ter deixado a imaginação erótica correr solta dessa forma. Seu pedido de ajuda é para entender se isso significa baixa libido.

●●●

Fantasias sexuais. Basta colocar o assunto na mesa para que ele gere diferentes tipos de reações — da excitação à ansiedade, da vergonha ao medo. Apesar das opiniões todas, há um fato consumado: estimular os cinco sentidos durante o sexo garante mais chances de prazer. Mas, se você convida a imaginação para entrar no jogo, as coisas podem melhorar (e muito!).

O que define, afinal de contas, uma fantasia sexual?

A fantasia é um conjunto de pensamentos que contêm temas, atos, imagens e/ou linguagem, podem incluir situações, lugares, pessoas ou práticas e — em muitos casos, mas não todos –– estão ligados à excitação sexual.

De acordo com o Brett Kahr, psicoterapeuta britânico e autor do livro *Who's been sleeping in your head* [Quem está dormindo em sua cabeça?], cerca de 90% dos adultos têm algum tipo de fantasia, mas não falam sobre o assunto com seus parceiros, amigos ou mesmo terapeutas. E um dos principais impedimentos para isso é, sem dúvida, a vergonha. Embora as fantasias sexuais façam parte da vida da maior parte dos adultos, o tema ainda é cercado de tabus. Fomos condicionados, por meio de crenças sociais, a aceitar como norma o chamado "sexo baunilha" — geralmente, sexo heterossexual, com foco na penetração, sem espaço para a imaginação e o erotismo.

Como não conversamos sobre sexo de forma aberta e transparente, estamos sempre em busca de referências que sirvam de termômetro para nos assegurarmos de que nossa vida sexual é "normal", que estamos vivendo algo similar a outras pessoas, que não estamos fazendo nada de errado.

>
> ### FANTASIA E FETICHE NÃO SÃO A MESMA COISA
>
> A fantasia sexual ocorre quando uma pessoa faz uso da imaginação para estimular a função do desejo sexual. Isso pode acontecer de maneira isolada ou repetidas vezes, podendo ou não se tornar realidade.
>
> Já o fetiche está sempre relacionado a algo específico, podendo ser um objeto inanimado, como o uso de algemas, por exemplo, uma parte do corpo ou uma situação ou cena específica que são usados como elemento para estimular o desejo.

Mas quem dita o que é certo ou errado? E como sabemos o que realmente se passa no íntimo de cada pessoa se isso não é verbalizado?

Conhecer nossos desejos é um passo importante na construção da nossa sexualidade e do nosso erotismo, principalmente para nós, mulheres, que não somos ensinadas ou estimuladas a perceber o que nos excita. Somos, geralmente, colocadas no papel de "objeto de desejo", e não de ser desejante. Já falamos sobre como conhecer nosso corpo é importante, né? Pois o mesmo se aplica às nossas fantasias.

Quando questiono mulheres sobre terem ou não fantasias sexuais, é muito comum que a resposta seja negativa. Muitas se distanciam dessa possibilidade por medo ou por vergonha, principalmente quando o pensamento entra em conflito com valores ou com quem acreditam ser na vida real. Um exemplo? Fantasias de infidelidade ou que envolvam dor ou humilhação.

A verdade é que seus pensamentos privados, aqueles que habitam o reino da imaginação, não a definem. Estudos mostram que é muito comum fantasiar sobre situações que você não gostaria que acontecessem na vida real. Ou seja, seu mundo fantasioso pode continuar existindo apenas na sua imaginação. E não importa se o conteúdo é selvagem, romântico ou mesmo um tabu: usar a imaginação no sexo pode ser uma grande fonte de diversão e excitação.

Ao que tudo indica, nossas fantasias são criadas ao longo da nossa existência de acordo com experiências pessoais e conteúdos sexuais que consumimos em livros, filmes e na mídia em geral. É possível ter mais de uma fantasia ao mesmo tempo, e elas podem mudar em momentos diferentes da vida ou do relacionamento. Dessa forma, é totalmente normal fantasiar sobre um encontro romântico à luz de velas em um momento e sobre masoquismo em outro.

É importante deixar claro que a decisão de tornar ou não realidade suas fantasias sexuais é totalmente sua. Todas as práticas, desde que realizadas entre adultos, com consentimento (**claro, específico, dado livremente e reversível**), são válidas. Mas vale lembrar que muitas coisas não funcionam tão bem na prática quanto na nossa imaginação, já que, quando estamos apenas fantasiando, temos o controle de todas as possibilidades e riscos envolvidos, o que não acontece na realidade. Então, pense bem antes de tomar alguma decisão movida pelo calor do tesão.

Em 2018, o psicólogo Justin Lehmiller, do Instituto Kinsey, lançou o livro *Tell me what you want* [Diga-me o que você quer], em que reuniu informações sobre desejo e listou as fantasias mais comuns entre os entrevistados.

SEXO COM MAIS DE UMA PESSOA AO MESMO TEMPO

MÉNAGE

Quase 90% dos entrevistados relatam o desejo de se relacionar com mais de uma pessoa ao mesmo tempo. É, de fato, uma fantasia muito comum, que, em geral, envolve o(a) parceiro(a) e mais uma pessoa. Homens heterossexuais revelaram preferir o sexo a três com uma segunda mulher, enquanto mulheres héteros não demonstraram preferência por gênero.

Fantasiar com uma terceira pessoa no sexo não significa insatisfação com o relacionamento. O que parece atrair as pessoas para essa dinâmica é a ideia do "prazer em dobro" — e até mesmo a oportunidade de ver seu parceiro ou parceira recebendo prazer de outra pessoa ou proporcionando prazer a ela.

É possível interpretar um papel ou apenas imaginar uma terceira pessoa; mas, caso deseje transformar a fantasia em realidade, alguns pontos merecem atenção. Essa é uma prática que pode esbarrar em questões de ciúmes e inseguranças, portanto jamais deve ser usada como uma tentativa de "salvar" um relacionamento. O ideal é que seja realizada em um momento de muita cumplicidade, em que todas as partes estejam se sentindo desejadas e, claro, querendo realizar a fantasia. Participar de um *ménage* apenas para agradar o outro abre espaço para mágoas e ressentimentos que podem acabar com a relação.

Antes, é necessário muito diálogo sobre regras, o que pode ou não acontecer, quais os limites e como pretendem agir antes, durante e depois em relação à terceira pessoa envolvida.

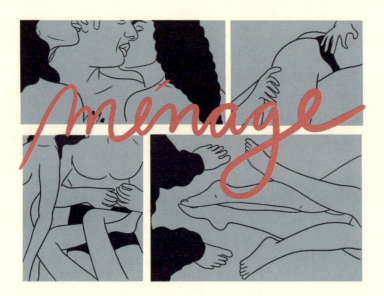

SWING

Conhecido popularmente como troca de casais, é uma prática de sexo em grupo em que casais interagem sexualmente entre si. Se vai rolar beijo na boca, penetração, se todos vão se envolver ou apenas "trocar" de parceiro, isso depende de casal para casal. É uma fantasia frequente, que pode ser colocada em prática em clubes especializados ou em festinhas particulares com amigos.

Quando realizado, o *swing* pode ser uma excelente opção para aumentar o tesão e estreitar os laços dos casais, mas vale o conselho dado anteriormente: estabelecer limites e conversas sobre o assunto é essencial.

CUCKHOLDING/CUCKQUEANING

Dentro desse universo, existe uma fantasia que ainda é tabu, mas vem crescendo nos últimos tempos, liderando *rankings* de pesquisa sobre o tema na internet. O chamado "*cuckholding*", ou "*cuckqueaning*", é popularmente conhecido entre os praticantes como "fetiche do corno". Nessas práticas, a pessoa libera seu parceiro ou parceira para encontros sexuais desde que possa assistir ou ouvir sobre o encontro depois. Diferentemente de uma traição, aqui há consentimento entre todas as partes, e, assim como em outras fantasias, os limites devem ser bem estabelecidos e acordados entre todos os participantes, inclusive a terceira pessoa.

DOMINAÇÃO, PODER E SUBMISSÃO

Popularizadas pelo filme *Cinquenta tons de cinza*, as práticas de dominação também aparecem no topo das fantasias mais comuns. Todas as práticas do BDSM povoam o imaginário, principalmente por mexerem em estruturas de controle e poder. Antes de irmos adiante, vamos entender o que essa sigla significa?

B -- BONDAGE

Envolve a obtenção de prazer por meio da restrição física, usando cordas, algemas, fitas ou outros objetos. No BDSM, é a fantasia mais comum, com uma dinâmica de poder em que uma pessoa cede total controle do seu corpo à outra.

D -- DISCIPLINA E DOMINAÇÃO/SUBMISSÃO

É também uma dinâmica de controle, porém psicológico. Quem está no comando tem o poder de mandar no disciplinado, definindo o que ele pode dizer ou fazer. Caso as ordens e os comandos não sejam cumpridos, o (in)disciplinado recebe uma punição.

A dominação é a obtenção de prazer por meio do poder e do controle sobre outra pessoa. Esse controle pode ser também físico, além de psicológico, podendo ou não envolver *bondage* e disciplina. Em nossa cultura, as mulheres são privadas dos papéis de poder, tanto dentro quanto fora do quarto, por isso estar no comando parece extremamente excitante para muitas.

Já a submissão, o outro lado da dominação, tem a ver com permitir que outra pessoa tenha controle sobre você, podendo ou não incluir castigos físicos e humilhações. Essa costuma ser uma fantasia comum entre pessoas com cargos altos, que exigem tomadas de decisões constantes. Tem a ver também, muitas vezes, com a perda do controle, a entrega e a sensação de "desligamento" da parte mais racional.

Algumas pessoas podem variar entre essas fantasias, dependendo dos relacionamentos em que estiverem ou, ainda, das fases de sua vida. Isso quer dizer, portanto, que é possível que alguém goste de dominar e de ser dominado, a depender da situação.

SM -- SADISMO E MASOQUISMO

Sadismo e masoquismo se referem, respectivamente, à obtenção de prazer provocando ou recebendo dor. Isso pode se dar por meio de inúmeras práticas, como tapas, mordidas, chicotadas, uso de grampos nos mamilos, entre outras. A maioria das pessoas assume um desejo por dores fracas ou moderadas.

MAS POR QUE ALGUMAS PESSOAS SENTEM PRAZER NA DOR?

Estudos indicam que a dor, seja ela física ou psicológica, causa um efeito de *mindfulness*, ou seja, foco no aqui e agora, fazendo com que seja possível se concentrar nas sensações imediatas e permitindo a experimentação com mais intensidade, inclusive do prazer sexual.

Todas essas opções de práticas podem se tornar realidade caso seja sua vontade, porém alguns cuidados devem ser tomados: é imprescindível conversar sobre a cena, o que os envolvidos ou as envolvidas desejam fazer e, principalmente, quais serão os limites. É importante também determinar uma palavra de segurança, que será usada caso desejem encerrar alguma ação. Evoluam gradativamente cada prática, avaliando e reavaliando os limites a cada passo, e evitem o uso de álcool ou outras substâncias que possam atrapalhar a tomada de decisões.

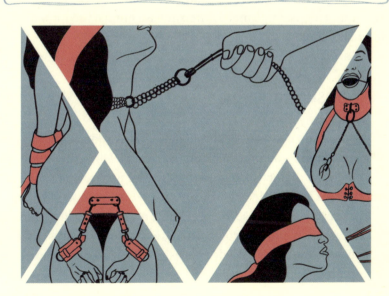

NOVIDADE/AVENTURA

Um mesmo estímulo, quando repetido diversas vezes, cria o que chamamos de fenômeno de habituação, ou seja, nos acostumamos com o estímulo, que passa, então, a provocar reações menos intensas. Isso acontece também no sexo. Seguir o mesmo *script* sempre, a famosa "rotina", pode impactar o desejo sexual. Desse modo, a procura por novidades ou aventuras também é uma fantasia comum.

Nessa categoria, estão inclusas posições sexuais diferentes e práticas sexuais que não são habituais para a pessoa. Pode ser sexo oral, sexo anal ou, quem sabe, um 69. O uso de *sex toys* também aparece como fantasia frequente de quem deseja apimentar o sexo, assim como transar em lugares inusitados. No quesito lugares públicos, ao que tudo indica, não é o lugar em si que importa tanto — embora alguns sejam mais frequentes no imaginário, como banheiro de avião, elevadores e praias —, mas o afrodisíaco da adrenalina, o risco de ser pego no flagra no meio do ato. Contudo, na prática, esbarramos em outro tipo de falta de consentimento: a de quem "pega" a cena no flagra, pois as pessoas que podem vir a passar pelo local em que a relação está ocorrendo não foram questionadas se gostariam ou não de ser expostas a cenas de sexo. Assim, é melhor deixar essa fantasia só para o âmbito da imaginação.

EXIBICIONISMO/VOYERISMO

O exibicionismo consiste no desejo de ser observado enquanto expõe partes íntimas ou pratica algum ato sexual. Diferentemente do sexo em locais públicos, em que o tesão está no risco de ser visto, aqui estamos falando de pessoas que sabem que estão sendo observadas e se excitam com isso. No outro polo está o voyerismo, o ato de observar pessoas em situações sexuais. Essas duas práticas podem ser saudáveis e naturais, desde que exista consentimento entre todas as partes.

ROMANCE

Ao contrário do que se imagina, fantasias nem sempre são ideias mirabolantes ou que fogem das convenções sociais. Muitas incluem romance, paixão e intimidade. A necessidade de pertencimento, o desejo de criar vínculos e se conectar com outras pessoas é algo corriqueiro entre os seres humanos. Por isso, fantasiar sobre se sentir amado e conectado com alguém é mais comum do que pensamos.

Lugares românticos, como praias desertas, cenas envolvendo velas e flores e, principalmente, muita intimidade, paixão, atração e conexão são relatados nesse tipo de fantasia. E esses são apenas alguns exemplos, mas é válido lembrar que cada um de nós tem suas próprias necessidades emocionais e psicológicas, que podem, inclusive, variar em diferentes momentos.

***

Se você tem uma fantasia que não está listada acima, isso não quer dizer que você tenha algum problema. Nossa mente pode nos levar a muitos e muitos lugares, e a imaginação não tem limite. Lembre-se: fantasias não são ações, então está tudo bem pensar em coisas que habitualmente você não faria.

Caso deseje tornar alguma fantasia realidade, há somente uma regra básica: CONSENTIMENTO. Há uma segunda importantíssima também: mais CONSENTIMENTO. Se todas as partes forem adultos capazes de decidir por suas ações, conscientes e concordantes com tudo que vai acontecer, aí sim, é só alegria. Para isso, é necessária muita conversa, e é justamente nesse ponto que esbarramos em uma dúvida costumeira:

Como falar sobre minhas fantasias com meu parceiro ou minha parceira?

É bastante comum o medo ou a insegurança de se abrir em relação a desejos e fantasias com alguém. Há sempre a possibilidade de julgamento e de frustração diante da negativa do outro em participar.

É claro que a opção de se abrir ou não sobre o assunto é pessoal, e tem quem prefira guardar para si os detalhes mais quentes que povoam sua mente. Mas, para aquelas que desejam dividir ou até realizar as fantasias e sentem insegurança, uma boa dica para iniciar o assunto é começar de maneira mais genérica antes de falar especificamente de si.

Por exemplo: comece conversas sobre fantasias em geral, encaminhe um artigo ou um post sobre o assunto, comente que leu em algum lugar sobre isso e, assim, vá criando um espaço de conversa e intimidade antes de falar sobre suas próprias fantasias. Você tem a opção, claro, de abrir o modo "sincerão" e falar abertamente sobre os seus desejos, mas nem todo mundo se sente confortável com isso; portanto, às vezes, vale começar com uma abordagem mais sutil.

Eu me lembro do relato de uma mulher que desejava muito fazer *ménage* com o marido e outro homem, mas não tinha coragem de verbalizar. Um dia, comprou um vibrador e colocou o nome de "Ricardo" nele. Às vezes, na hora H, brincava: "posso colocar o Ricardão no meio?". Com o tempo, eles se acostumaram com a brincadeira e passaram a fantasiar que o vibrador era uma terceira pessoa, até o dia em que finalmente conversaram e realizaram de fato a fantasia.

É superimportante que esse tipo de conversa seja um diálogo em que os dois estejam abertos a falar e também a ouvir. Todos temos nossas crenças pessoais, dificuldades e preferências, e pode acontecer de você receber um "não" sobre alguma fantasia sua. Nesse caso, entenda os porquês da outra pessoa, não force a barra nem fique insistindo ou tentando convencer. Por mais frustrante que isso seja, não podemos passar por cima dos limites dos outros para impor nossos desejos.

É possível, lógico, que vocês conversem e encontrem um meio-termo, como, por exemplo, viver algumas coisas apenas na imaginação, interpretando papéis e situações. E, convenhamos: muitas vezes, deixar só na imaginação também pode ser incrível, já que, assim, vocês controlam todos os cenários e entendem seus limites.

Se, por acaso, der *match* e vocês decidirem se entregar às fantasias, conversem muito antes de as realizar, estabeleçam o que pode e principalmente o que NÃO PODE. Sejam honestas com todos os envolvidos, principalmente vocês mesmas. Não tenham medo de dizer "não", de interromper a qualquer momento ou de mudar de ideia, seja antes ou durante. Sejam cúmplices e parceiras(os) nessa.

FANTASIAS QUE INCOMODAM

Embora exista um lado superexcitante no uso da imaginação, há alguns casos em que as fantasias podem gerar gatilhos e se transformar em incômodo. Costuma ocorrer, por exemplo, com mulheres que fantasiam com cenas de estupro ou outras situações que ferem o consentimento pessoal ou alheio. Mesmo que a fantasia não defina ninguém, como já falamos anteriormente — lembra a pesquisa em que muitas pessoas fantasiam com situações que não gostariam de viver na prática? —, esse tipo de pensamento recorrente pode causar muito estresse, e até prejuízos na vida pessoal e sexual (e não só na sua). Nesses casos, o ideal é procurar ajuda com um profissional de terapia sexual.

Se você terminar essa nossa conversa com uma sensação estranha de que não tem nenhuma fantasia, tal qual a paciente do começo deste capítulo, saiba que você foi moldada para isso: uma vida sexual todinha sem se sentir desejante, apenas desejável. Que tal tirar um tempo para, pouco a pouco, desconstruir essa ideia? Pode ser na masturbação ou em outro momento de relaxamento. Autorize sua mente a viajar por lugares, situações, práticas e possibilidades que estimulem seu desejo. Pode parecer difícil no começo, mas, aos poucos, tudo flui. Leia contos eróticos, faça anotações. Entre em contato com suas fantasias, sem julgamentos, sem censura, sem vergonha. Lembre-se de que tudo é possível — de ideias mirabolantes a planos simples. O importante, mesmo, é abrir as portas da imaginação.

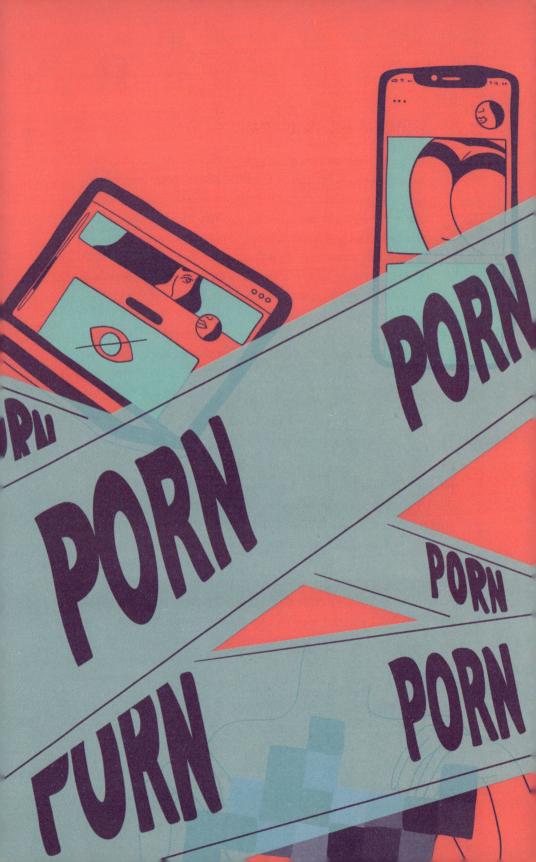

11.

Pornografia:

o que perdemos com a educação pela indústria pornográfica

Júlia,

35 anos, chega ao meu consultório muito chateada. Tem um novo namorado, com quem foi morar há pouco. Mas as transas têm sido bastante desconfortáveis: ele só consegue ter ereção após assistir pornografia. Isso não ficava tão evidente antes de morarem juntos, mas ele revelou que já agia assim. Júlia começou a pensar que o problema só poderia estar nela, no seu corpo, na forma como transa e se expressa na cama. Assim, ela acaba se comparando com as atrizes pornôs e acredita que ele também. Sua autoestima está péssima e, apesar de terem relações regularmente, ela sofre com a falta de conexão.

●●●

Quando pensamos em pornografia, muitas vezes associamos à ideia de prazer, mesmo que apenas pelo senso comum pelo qual somos guiados. Em geral, a pornografia traz, sim, prazer a quem a consome, porém isso ocorre num primeiro momento, com uma satisfação rápida, que vai embora na mesma velocidade com que veio. Muitas pessoas relatam essa experiência se referindo ao sentimento de vazio que surge depois do orgasmo atingido com o "auxílio" de um vídeo pornô.

E esse vazio é, na verdade, um indício dos problemas inerentes à pornografia, de ambos os lados da tela — tanto no seu consumo quanto na sua produção. Atrizes e atores, consumidoras e consumidores, mais cedo ou mais tarde, todos são afetados negativamente. Só quem ganha com essa indústria são aqueles que a dominam economicamente. Entre os problemas decorrentes dela, é fácil identificar o comportamento obsessivo, a estereotipação dos corpos, principalmente femininos, a perpetuação do machismo, dificuldades sexuais, como disfunção erétil, por exemplo, entre muitos outros que veremos ao longo deste capítulo.

Cada vez mais, a prática clínica e as pesquisas evidenciam os danos causados pela pornografia. Desprovida de espaços seguros e saudáveis para conversas sobre sexualidade — que normalmente não existem nem nas escolas, nem nos lares —, a esmagadora maioria dos meninos, adolescentes e homens recorre à (des)educação sexual proporcionada pelo pornô. A pornografia é um desserviço à educação sexual — e esse é um ponto indiscutível. O que os jovens aprendem, quando recorrem ao pornô como fonte educativa primária, são construções sexistas, estereotipadas em relação ao gênero e deturpadas quanto à sexualidade.

É importante esclarecer que, neste capítulo, tratamos basicamente da pornografia heterossexual, porque ela é majoritária entre as produções. Porém, nas palavras de Raisa Duarte da Silva Ribeiro, especialista no tema, "a pornografia contempla diversas espécies, classificadas, por exemplo, em *hard core, soft core,* heterossexual, gay, lésbica, bissexual, transexual, *teen,* entre outras", e "todas estas modalidades de pornografia, apesar de conterem suas peculiaridades, possuem traços comuns essenciais: todas elas estão compreendidas dentro de um contexto de supremacia masculina".

Antes de nos aprofundarmos no assunto, vamos contextualizar um pouquinho a história dessa indústria.

Dos vocábulos gregos *"pornos"* (prostituta) e *"graphô"* (escrever, gravar), a palavra pornografia originalmente significa "escritos sobre prostitutas". Depois, segundo o historiador Sarane Alexandrian, passou a representar tudo aquilo que descrevia relações sexuais sem amor, e atualmente sua definição é "qualquer coisa (arte, literatura etc.) que vise explorar o sexo de maneira vulgar e obscena", referindo-se ao "caráter obsceno de uma publicação", segundo o dicionário Michaelis.

Os seres humanos gostam de textos e imagens sobre sexo e nudez desde a Antiguidade, por isso é difícil especificar quando e onde isso começou, já que muitas culturas têm esses elementos muito presentes em sua história. Imagens eróticas já eram muito comuns, por exemplo, na Grécia e na Roma Antiga. A cultura indiana, mundialmente reconhecida por suas representações de sexo, foi berço do *Kama Sutra*, publicado pela primeira vez no século III e encontrado até hoje em diversas publicações e até mesmo em produtos eróticos.

Mas essa folia toda não durou pra sempre. Essas representações praticamente sumiram já no início da Idade Média, conhecida como Idade das Trevas. Nesse período, como vimos anteriormente, o pensamento cristão propagou com força a ideia da luxúria como um pecado capital, e a Inquisição usou todos os recursos possíveis para punir aqueles que se comportassem fora dos seus parâmetros.

Depois veio o Renascimento, quando a nudez voltou a aparecer nas obras de arte. Passamos por um novo período de repressão, com a Reforma, e então vieram o Iluminismo e o Marquês de Sade. Autor de *120 dias de Sodoma* e *Os crimes de amor*, que retratavam práticas sexuais brutais da época, Sade é um ícone da pornografia. Ele acabou preso, acusado de estuprar e açoitar uma mulher de 36 anos e participar de orgias com flagelações.

A partir de meados do século XIX, mais especificamente nos anos 1970, com o surgimento das máquinas fotográficas e das impressoras, a pornografia como conhecemos hoje começou a tomar forma. As publicações com fotografias de mulheres nuas e relatos eróticos encontraram terreno fértil para se desenvolver, com revistas, livros e livretos vendidos nas bancas e escondidos em casa.

Com a evolução da tecnologia, o cinema surgiu e também entrou no jogo. De cenas de *striptease* feminino a sexo explícito, o leque de produções pornográficas aumentava. E, claro, não preciso nem dizer que tudo isso era destinado exclusivamente aos homens. As fitas de videocassete eram o refúgio dos amantes da pornografia, que podiam assistir aos filmes em casa, com privacidade. E foi exatamente com o surgimento do vídeo que o pornô passou a ser produzido em larga escala.

Com a chegada da internet, nos anos 1990, mais especificamente a banda larga, nos anos 2000, o acesso se tornou ainda mais fácil, pois as pessoas já não precisavam ir até a locadora e passar pelo constrangimento de alugar um filme pornô. Na década de 2010, com a popularização dos *smartphones*, o acesso à pornografia foi potencializado, saindo do âmbito privado (no computador de casa, por exemplo), e ela passou a poder ser acessada de qualquer lugar e a qualquer momento (no ônibus, na aula, em reuniões etc.).

Assim, gerações de espectadores aprenderam a se relacionar sexualmente formados pelo que assistiam em produções pornográficas extremamente irreais. Só no Brasil, segundo uma pesquisa realizada pelo canal Sexy Hot, são mais de 22 milhões de consumidores.

Atualmente, a indústria pornográfica é uma das mais poderosas e lucrativas do mundo. Segundo dados de 2020 do documentário *Brain, heart, world* [Cérebro, coração, mundo], em todo o mundo sua movimentação financeira é de 97 bilhões de dólares ao ano, com mais tráfego em sites pornôs do que na Amazon, na Netflix e no Twitter juntos!

Afinal, o que há de errado com a pornografia?

Segundo a filósofa Djamila Ribeiro, "o conteúdo sai da tela do computador para o hábito sexual masculino. Um discurso de ódio que se materializa". É claro que isso não afeta apenas aos homens, mas a todo mundo. Primeiro, falaremos sobre como a pornografia age na saúde mental e na vida sexual dos seus maiores consumidores, os homens, e depois, sobre suas consequências especificamente para as mulheres.

COM VOCÊS, OS GRANDES CONSUMIDORES

Para começo de conversa, trago algumas informações sobre o consumo desse tipo de material no Brasil. De acordo com um estudo do canal Sexy Hot com mais de mil entrevistados, 76% dos consumidores são homens; quase 80% deles possuem entre 18 e 44 anos; 45% moram com parceiro(a) ou são casados; entre os solteiros, 44% estão namorando.

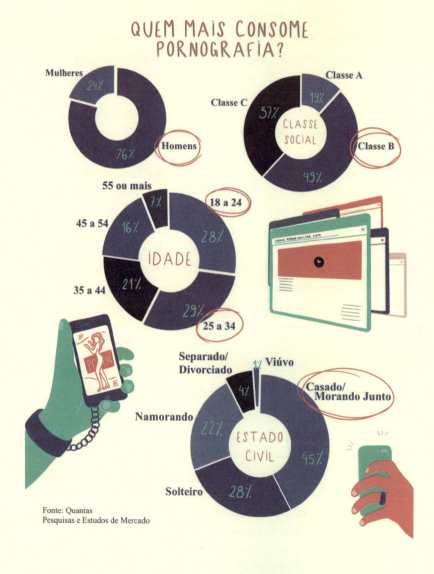

Fonte: Quantas Pesquisas e Estudos de Mercado

Ao consumirem pornografia, muitos homens passam a ter um comportamento compulsivo (como acessar vídeos pornôs em lugares inadequados, como no trabalho, por exemplo), podendo também desencadear episódios de ansiedade e até depressão. Os vídeos pornôs agem no cérebro dos consumidores elevando a dopamina a níveis estratosféricos, e isso quer dizer que acabam causando uma hiperestimulação. Esses hiperestímulos fazem com que a pessoa fique cada vez menos sensível à mesma quantidade de pornografia que consumia antes, gerando um aumento de acessos a esse tipo de conteúdo ou, pior, a busca por novos temas, cada vez mais pesados — e é assim que muitos chegam aos vídeos de incesto, estupro e violência, chamados *hard porn*.

Em resumo, a pornografia está elevando o limiar de excitação a um ponto a que a vida real é incapaz de corresponder, provocando uma dessensibilização dos sentidos. Algumas das decorrências disso são baixa libido, disfunção erétil, comportamento sexual compulsivo, condutas agressivas e até mesmo regressão do cérebro a um estado mais imaturo.

Tendo isso em vista, muitos pesquisadores têm se debruçado sobre o assunto. É o caso do projeto Fight the New Drug [Combata a nova droga], que estuda a forma como a pornografia impacta as pessoas, individual, interrelacional e socialmente. Ele traz diversos dados científicos acerca de como a pornografia atua no nosso cérebro e molda nossas relações. Em seu site, é possível assistir ao documentário *Brain, heart, world*, que traz falas de diversos pesquisadores a respeito da pornografia e das estruturas subjacentes a ela.

A pornografia é para o sexo o que o McDonald's é para a comida. Uma versão genérica e plastificada da coisa real.

Gail Dines,

socióloga, autora de *Pornland: como a pornografia sequestrou nossa sexualidade*

Além disso tudo, a pornografia caminha de mãos dadas com a masculinidade tóxica, que limita os homens ao traçar parâmetros estereotipados de como devem sentir, pensar, agir e se expressar, perpetuando uma lógica nociva de insensibilidade e manutenção de relações com base na dominação e na falta de cuidado com o outro e consigo mesmo. Homens aprendem a ser homens a partir do convívio e do exemplo de outros, e, quanto mais novo o consumidor, mais potente é a resposta cerebral ao tipo de estímulo proporcionado pelo pornô. Assim, com exemplos de masculinidade opostos àqueles que podemos chamar de saudáveis, quanto mais cedo e maior for a exposição à pornografia, maiores serão os danos ao indivíduo, às pessoas próximas a ele e à sociedade.

MULHERES DO LADO DE LÁ DA TELA

Mas qual é o impacto da pornografia na vida feminina? Antes de tudo, é preciso pensar nas mulheres que atuam nas produções pornográficas. Do lado de lá das telas, as atrizes pornôs estão expostas a inúmeros danos. Com promessas de alta remuneração, fama e rápida ascensão social, muitas mulheres são atraídas por essa indústria por enxergar nela uma forma de mudar de vida. Mas, na verdade, ela é o lobo mau vestido de Chapeuzinho.

Dentro e fora das gravações, há relatos crescentes de violência e abusos. Com muitas cenas de natureza violenta, as atrizes, com frequência, dão depoimentos sobre serem dolorosas e degradantes. Basta uma olhada rápida em algum site pornô para percebermos que o dano físico à mulher é visto como excitante. De acordo com uma análise de 2010 dos vídeos mais consumidos nos Estados Unidos, a violência era uma constante: 88% das cenas continham violência física, e na maioria das vezes (94%) as agressões — verbal e física — eram direcionadas às mulheres.

Os títulos das produções não me deixam mentir. Não vou reproduzi-los aqui porque podem ser um fortíssimo gatilho, mas, se você nunca se deparou com produções pornográficas, saiba que os nomes usam e abusam do sofrimento feminino.

Há diversas formas de violência, e, em uma breve busca na internet, é possível encontrar relatos de atrizes que abandonaram essa indústria. Elas são obrigadas a gravar repetidamente, à exaustão, cenas doloridas e desumanizadoras, até estarem no ângulo desejado pelo público masculino. Também é comum uma atriz ser contratada para realizar determinada gravação e, ao chegar no estúdio, a cena ser outra, com a qual ela não concordou anteriormente. Com isso, a atriz precisa escolher entre não gravar a cena e perder o dinheiro com o qual estava contando, e provavelmente perder os próximos trabalhos, ou gravar a cena mesmo contra sua vontade para manter o trabalho.

Uma prática comum é estabelecer uma palavra de segurança, antes das gravações, caso a atriz sinta necessidade de interromper a cena; mas esse acordo muitas vezes não é respeitado, e a mulher acaba sendo violentada psicológica e fisicamente. Há, ainda, relatos de situações em que, para que a cena de estupro "pareça mais real", atores são orientados a realmente violentar a atriz.

Com tudo isso, não espanta que muitas atrizes pornôs recorram ao álcool e às mais variadas drogas para conseguir sobreviver à indústria. E isso leva a um círculo vicioso: as mulheres entram na pornografia com uma expectativa (ou mesmo por meio do tráfico), passam por situações desumanizadoras que causam danos à sua saúde mental e física, recorrem a substâncias químicas para conseguir lidar com isso, precisam de dinheiro para comprar drogas e, assim, continuam a se submeter às gravações.

A propagação de infecções sexualmente transmissíveis (ISTs) é outro problema grave ocasionado pela grande quantidade de parceiros(as). A realização de testes, que não são obrigatórios em todas as gravadoras, não impede totalmente a transmissão dessas infecções por causa das janelas imunológicas das ISTs, e a frequente ausência de preservativos durante as cenas expõe essas atrizes a grandes riscos de contágio.

Mas e as mulheres que conseguem sair desse ciclo? Infelizmente, os problemas não acabam com as gravações nem com o fim da breve carreira de uma atriz pornô. Após largarem esse tipo de trabalho, seja por desilusão com a indústria, pela idade avançada para esse mercado ou por outro motivo, em geral essas mulheres se deparam com dificuldades por serem vinculadas aos filmes que fizeram — afinal, eles continuam circulando na internet. Com isso, têm dificuldade de conseguir outros empregos e de encontrar um parceiro ou uma parceira que aceite seu passado, possivelmente perdendo o respeito da família e, muitas vezes, sendo rechaçadas pela sociedade que as consumiu e dispensou.

MULHERES DO LADO DE CÁ DA TELA

Se já está péssimo até aqui, ainda é preciso lembrar que a indústria pornográfica atinge mais do que os homens que assistem aos vídeos e as atrizes que atuam neles. Claro que é possível uma mulher se viciar em pornografia, nesse caso correndo o risco de sofrer os mesmos danos que os homens, como ansiedade, depressão e comportamentos compulsivos. Mas isso vai muito além.

As mulheres, mesmo as não consumidoras de vídeos pornográficos, também são imensamente afetadas por esse mundo. Os corpos que costumam ser representados nos filmes pornôs são altamente estereotipados, sejam elas de fenótipo europeu, negro, asiático ou latino. E isso acaba por ditar um ideal de beleza que, como falamos no segundo capítulo, é inalcançável, em que até a estética da vulva passa a ser ditada por essa indústria. Assim, propaga-se a ideia de que existe uma "vulva perfeita", uma estética genital específica que é desejável — em detrimento de todas as outras. E isso implica um recorte racial e de faixa etária gritante: a "vulva perfeita", de acordo com a pornografia *mainstream*, é rósea e sem pelos, ou seja, pertence a uma mulher branca que, mesmo não sendo tão jovem, reflete a imagem de uma vulva que nem sequer chegou à puberdade.

Agora, pense comigo: se o padrão de beleza propagado nas mídias de massa já leva muitas mulheres a sentirem que não merecem prazer porque seu corpo não se encaixa nos parâmetros — injustos, diga-se de passagem —, imagine o que a estética propagada pela pornografia é capaz de fazer, já que está diretamente relacionada à obtenção (ou não) do prazer. E aí entra outro fator: além da estética, há a comparação referente à performance.

Os filmes pornôs não ditam apenas como o corpo deve aparentar, mas também como ele deve se expressar. No imaginário da cultura pornográfica, tem um jeito "certo" para a mulher se movimentar, gemer, demonstrar prazer, reagir ao outro — e que raramente se aproxima da realidade de uma relação sexual saudável, em que há conexão entre os envolvidos. Por causa disso, muitas mulheres, preocupadas em serem "tão boas quanto" as atrizes pornôs desejadas por seus companheiros, acabam por se preocupar em performar, e não em sentir e vivenciar plenamente a relação. E isso é uma grande perda que as afasta de descobrir o verdadeiro prazer e, com ele, a liberdade de ser quem são.

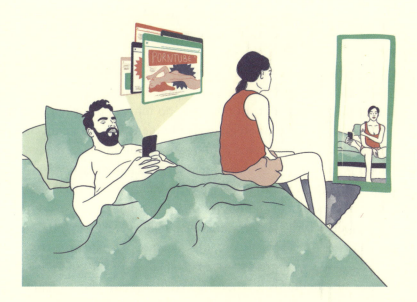

Além disso, as mulheres também sofrem com impactos que não vêm diretamente da indústria pornográfica, mas dos homens que consomem suas produções. Na cama, por exemplo, isso pode ser visto quando há atos arbitrariamente violentos, como nos casos em que a mulher é penetrada sem desejar ou sem ter seu tempo de estimulação respeitado, apenas para citar um par de casos. No dia a dia, pode chegar inclusive à violência doméstica, como veremos mais adiante.

Enfim, mesmo abordando os danos às mulheres separadamente, todas nós, mulheres do lado de lá e mulheres do lado de cá da tela, estamos juntas nisso. Se uma de nós é violentada, todas somos. Se uma de nós sofre, todas sofremos. A dor de uma é a dor de todas. E só a conscientização e a mudança social são capazes de reduzir esses sofrimentos que o patriarcado impõe às mulheres.

ESTAMOS APENAS JUNTOS OU ESTAMOS CONECTADOS?

Como seres humanos, estamos sempre nos relacionando, estamos interligados. Assim, se alguém está passando por algum problema, com certeza, de alguma forma, isso vai afetar outras pessoas. Em casais isso é ainda mais evidente, e quando inserimos a pornografia nessa equação o resultado pode ser péssimo.

Lembra da Júlia do início deste capítulo? O receio de que o parceiro a esteja comparando com as atrizes e a sensação de desconexão não são só dela. Muitas mulheres compartilham desses mesmos sentimentos, afinal, com o imaginário tomado pelos padrões impostos pela indústria pornográfica, os homens se preocupam em performar e são incentivados a se relacionar de forma agressiva, tentando impressionar. Com foco no falo e na penetração, muitos perdem a presença, a entrega e a experimentação no sexo. Ou seja, em função da pornografia, muitos homens e mulheres estão preocupados apenas com a performance. O que nos leva à pergunta: se todos estão performando, quem está realmente presente no sexo?

Desse modo, os parceiros e as parceiras vão se afastando de si mesmos e uns dos outros, levando à falta de conexão e, consequentemente, de transparência e confiança. As relações vão sendo esfriadas e esvaziadas, e o que deveria ser central no relacionamento — a conexão com o outro, as trocas verdadeiras, de amor, respeito, cuidado, carinho e prazer — vai ficando esquecido em algum lugar distante.

Essa é uma via perigosa, pois pode facilmente levar as pessoas a não verem mais seu par como ser humano, mas sim como objeto para satisfação sexual. E, se o outro não satisfaz mais, recorre-se a mais pornografia, à prostituição, a relações extraconjugais e à busca por corpos e performances mais próximos dos apresentados nos vídeos pornográficos, o que pode quebrar algo essencial para a manutenção de relações saudáveis: a confiança e o respeito.

É importante mencionar outro legado dessa indústria: o estímulo ao sexo sem proteção. O pornô ensina que o uso do preservativo é desnecessário, levando homens e mulheres a reproduzir, na vida real, a despreocupação dos sets de filmagem. Dessa forma, expõem a si mesmos e aos outros a ISTs e à gravidez indesejada — que pode culminar em tentativa insegura de aborto, em abandono parental, em quadros de depressão, entre outros. É também essa influência, unida à falta de cuidado com o outro, que leva homens a remover o preservativo durante a relação sexual sem o consentimento da parceira. A prática tem até nome próprio, *stealthing* (em português, algo como "dissimulação"), e é considerada crime sexual em diversos países, inclusive no Brasil. E isso nos leva ao próximo tópico.

Sociedade e cultura do estupro

Você já deve ter ouvido por aí a expressão "cultura do estupro", certo? Imagino que sim. Ela não parte do estupro em si, mas de abusos cotidianos que vão sendo naturalizados e criam um ambiente social em que o abusador se sente confortável para continuar agindo, com a certeza de que se manterá impune.

O termo surgiu nos anos 1970, durante a segunda onda feminista, e coloca em foco comportamentos que silenciam ou diminuem as vítimas de violências sexuais. E é graças aos movimentos feministas que esse tema vem ganhando espaço de debate nas mídias e no cotidiano.

Quando a mulher é desrespeitada e tem seu "não" ignorado, quando as queixas de abuso não são ouvidas, quando a vítima é culpabilizada, constrangida e desacreditada enquanto os agressores são inocentados previamente ou recebem penas brandas ou, em muitos casos, nem mesmo recebem penas, tudo isso é considerado cultura do estupro.

Com certa frequência, vemos na mídia casos envolvendo pessoas famosas em que os homens acusados, e até mesmo condenados, são favorecidos pela cultura do estupro e sofrem poucas retaliações ou danos à sua imagem pública. Por incrível que pareça, há diversos casos de homens condenados que ganharam até promoções em seus trabalhos. Já as mulheres vítimas de abusos sofrem uma dupla violência: a que ocorre no próprio ato e a que vem depois, quando suas palavras são questionadas ou ridicularizadas.

Para a doutora Valeska Zanello, "a cultura do estupro é a cultura da objetificação sexual das mulheres". Por meio dela, o homem passa a objetificar a mulher e ela mesma aprende a se objetificar como forma de obter reconhecimento e amor. Isso mantém as coisas como estão, ou seja, firmadas no patriarcado, na misoginia, tirando proveito da subalternização da mulher.

A pornografia contribui para essa devastadora cultura, propagando a ideia de que a mulher está constantemente focada na sedução e disponível para transar, mesmo se estiver dizendo "não" (isso seria só uma forma de se fazer de difícil). As mulheres nos filmes pornôs são retratadas sempre abertas a ter relações sexuais e cheias de tesão — e sabemos que isso é irreal. O "não" é considerado excitante e é naturalizado, podendo levar muitos consumidores do *soft porn* para o *hard porn* e suas consequências.

Essas crenças vão sendo instaladas no pensamento masculino (e no feminino também, quando sentimos a pressão de que "precisamos" estar a fim de transar) e ajudam a criar o imaginário da mulher como mero objeto de prazer. Como consequência, não são raras as vezes em que nossas vontades são desrespeitadas, nossas vozes são silenciadas, nossa integridade é ferida de muitas formas. De uma passada de mão até casos de abusos sexuais mais graves.

Há décadas, com o aumento da quantidade de pornografia, surgem mais pesquisas a respeito do tema, e hoje dezenas delas evidenciam uma forte relação entre o consumo regular de pornografia e comportamentos agressivos e abusivos, de caráter sexual ou não. Nas palavras do pesquisador John D. Foubert, que tem mais de 50 estudos publicados sobre pornografia e abuso sexual, "a pornografia é uma receita para o estupro. Não estou dizendo que toda vez que alguém consome pornografia irá cometer estupro, mas o que a pornografia ensina às pessoas é essencialmente que você deve ser violento quando estiver íntimo com alguém".

Muitas de nós sofrem com o resultado dessa cultura até dentro de casa, onde deveríamos nos sentir protegidas. É o caso do estupro marital, quando o cônjuge força relação sexual com a parceira. E é importante lembrar que "forçar" implica tanto força física quanto outras formas de violência, como coação e ameaças.

RECONHECENDO A VIOLÊNCIA CONTRA A MULHER

Já que estamos falando de um assunto tão denso, aproveito para deixar aqui uma lista bem objetiva para ajudar você a identificar casos de violência contra a mulher, que se manifestam das mais diferentes formas. Você pode encontrar mais informações no site do Instituto Maria da Penha (IMP).

As violências contra a mulher especificadas na Lei Maria da Penha (Lei nº 11.340/2006) estão agrupadas em cinco tipos:

Moral: "qualquer conduta que configure calúnia, difamação ou injúria", como acusar de traição, fazer julgamentos de valor sobre condutas da mulher, fazer críticas mentirosas, expor a vida íntima, desvalorizar com base no modo de se vestir etc.

Psicológica: "qualquer conduta que cause dano emocional e diminuição da autoestima; prejudique e perturbe o pleno desenvolvimento da mulher; ou vise degradar ou controlar suas ações, comportamentos, crenças e decisões". Por exemplo, ameaçar, causar constrangimento, humilhar, manipular, isolar, insultar, fazer chantagem, ridicularizar, *gaslighting* (manipular fatos para fazer a mulher duvidar de sua sanidade mental), perseguir, vigiar etc.

Patrimonial: "qualquer conduta que configure retenção, subtração, destruição parcial ou total de seus objetos, instrumentos de trabalho, documentos pessoais, bens, valores e direitos ou recursos econômicos, incluindo os destinados a satisfazer suas necessidades". Controlar o dinheiro, deixar de pagar pensão alimentícia, destruir documentos pessoais, furtar, extorquir, praticar estelionato, privar a mulher de bens, valores ou recursos econômicos e danificar propositalmente objetos de apreço dela, entre outros, são exemplos.

Física: "qualquer conduta que ofenda a integridade ou saúde corporal da mulher", como espancamento, lesões por objetos, tortura, sacudir, apertar os braços ou atirar objetos contra a mulher, ferir com fogo ou arma etc.

Sexual: "qualquer conduta que constranja a presenciar, a manter ou a participar de relação sexual não desejada mediante intimidação, ameaça, coação ou uso da força". Por exemplo, obrigar a mulher a atos sexuais que causem repulsa ou desconforto, impedir o uso de métodos contraceptivos, exigir que ela aborte, forçar matrimônio, forçar prostituição ou gravidez com coação, chantagear, subornar ou manipular.

Bem, espero que agora você esteja um pouco mais munida de informações para lutar por seus direitos e os das outras mulheres. Cabe lembrar que em briga de marido e mulher (e em todos os demais casos de violência contra a mulher) é importantíssimo denunciar. Para isso, memorize:

CENTRAL DE ATENDIMENTO À MULHER DISQUE 180

E, caso você seja vítima de algum tipo de violência, procure ajuda. Recorra a grupos de suporte a vítimas, amigos e familiares de confiança. Não fique calada, por mais difícil que isso possa ser.

Tráfico sexual e pedofilia

Infelizmente, ainda não acabei de listar os problemas relacionados à indústria pornográfica. Além dos vídeos lançados em uma velocidade impressionante por produtoras muito poderosas e cheias de recursos, a rede de pornografia também conta com outro tipo de conteúdo. Na internet, podem ser encontrados muitos vídeos amadores em que grande parte das mulheres não concordou em aparecer. Muitas vezes, são feitos por parceiros com câmeras escondidas e outras vêm do tráfico sexual, que une o tráfico de pessoas à escravidão sexual.

O documentário *Brain, heart, world* traz, em seu terceiro episódio, relatos muito tristes que exemplificam isso. Uma das entrevistadas conta que sua própria família a explorou sexualmente desde criança e que só conseguiu fugir aos 21 anos. Ela ainda tem medo de que as pessoas a reconheçam nos vídeos que circulam na internet e sofre com as memórias desse longo período de sua vida. Esse caso exemplifica dois aspectos importantes a serem discutidos: o tráfico sexual e a pedofilia, a objetificação da mulher e a adultização e erotização infantil.

Segundo dados de 2017 da Organização das Nações Unidas (ONU), cerca de um terço das vítimas de tráfico sexual são crianças. Além disso, lembra quando falei sobre a estética da pornografia? Embora haja diversas categorias de pornô, a imensa maioria infantiliza as mulheres, seja pela já mencionada "vulva perfeita" e livre de pelos; por olhos repletos de maquiagem para parecerem maiores, lembrando crianças; por roupas e adereços que muitas vezes remetem à infância; e pela forma de agir, retratando inocência e incapacidade de se expressar.

No Brasil, o termo "novinha", por exemplo, é o mais procurado nos sites de conteúdo pornográfico, segundo pesquisa da revista britânica *The Economist*. Já nos Estados Unidos, na Alemanha e no México, o termo *teen* (adolescente) é o campeão de pesquisas. E, como não há um controle do conteúdo veiculado, não é possível saber a idade das mulheres que aparecem nos vídeos nem atestar seu consentimento.

E, se você acha que isso tudo é exagero, no final de 2020, após um artigo do *The New York Times* que denunciava a presença de vídeos de *revenge porn* e crianças abusadas no Pornhub, um dos maiores sites de conteúdo pornô do mundo, a plataforma removeu mais de 8 milhões — você não leu errado — de vídeos que apresentam esse tipo de conteúdo. Depois disso, apenas usuários verificados e canais parceiros estão autorizados a subir vídeos no site. Mas só um site fazer isso não resolve o problema.

Em entrevista à revista *Trip*, Gail Dines, autora de *Pornland: como a pornografia sequestrou nossa sexualidade*, contou que ouviu de homens acusados de violação infantil: eles começaram assistindo a filmes pornôs e depois passaram a fazer parte de grupos fechados que compartilham materiais de pornografia infantil. A socióloga é clara ao afirmar que exploração sexual infantil, pornografia e tráfico sexual são questões que devem ser pensadas juntas.

***

PORNOGRAFIA FEITA PARA MULHERES

Mas nem só de diretores do sexo masculino vive a indústria pornográfica. Apesar de muitos defenderem que a pornografia é nociva e incita violência de gênero e, portanto, deve ser eliminada, há um grupo que acredita que a solução seria encontrar um jeito diferente de produzir pornô. Os debates sobre pornografia (e outros temas, como sadomasoquismo e prostituição) entre os grupos feministas possuem até mesmo um nome: *feminist sex wars*, ou seja, guerras sexuais feministas. De um lado está o feminismo sexo-positivo; do outro, o feminismo antipornografia.

Nos últimos anos, as produções feitas para mulheres, também conhecidas como pornografia feminista, *new porn* ou pós-pornô, vêm ganhando terreno com a proposta de se opor ao pornô *mainstream*. A ideia é realizar produções com protagonismo feminino e voltadas para a prática da sexualidade saudável, nas quais haja enredos mais bem elaborados e com ritmo mais fluido, diversidade de corpos e formas de se relacionar, atuações de melhor desempenho, a fim de trazer realismo à trama e maior qualidade fotográfica.

Entre as suas defensoras, encontramos as escritoras Susie Bright, Betty Dodson e Wendy McElroy, que fazem parte desse grupo junto com ex-trabalhadoras do mercado do sexo, que acreditam que a pornografia pode, inclusive, ser libertadora e subversiva, mudando o sistema por dentro. É o que também endossa a escritora Virginie Despentes em *Pornofeiticeiras*. Ela acredita que, na produção de filmes pornográficos feministas, pode haver cenas e enredos em que o desejo da mulher é manifestado abertamente, passando a ser valorizado e colocado em primeiro plano.

Outro ponto levantado pelas defensoras desse novo jeito de fazer pornografia é que, além de oferecer novas possibilidades de atuação sexual diferentes das normalmente mostradas, pode-se apresentar conteúdos mais benéficos para jovens que buscam educação sexual nos filmes, uma vez que há maior variedade de corpos, técnicas sexuais e performances, além de personagens mais saudáveis. Além disso, essa nova indústria se propõe a não agredir ou estimular a agressão a nenhum grupo social ou gênero, e isso vale tanto para as cenas quanto para o tratamento das atrizes e dos atores nos bastidores das filmagens.

Atualmente, Erika Lust é o principal nome quando tratamos de pornografia feita por mulheres — sua gravadora leva seu nome. Erika parte do pressuposto de que o pornô não vai acabar, então é preciso mudar a forma de fazê-lo. Desde seu primeiro filme, lançado em 2005, suas produções são dirigidas por mulheres e as têm como foco. Segundo Erika, ela foi percebendo que as pessoas "queriam uma representação mais igualitária de homens e mulheres, mais diversidade, corpos diferentes, outras etnias e faixas etárias; queriam enredos, narrativas com personagens, uma fotografia caprichada". Hoje ela prefere se assumir como uma feminista que faz pornô, não como alguém que faz pornô feminista, mas acredita que a questão de nomenclatura não deve ser o foco, apenas serve para indicar que se trata de uma outra forma de pornografia, diferente da que estamos acostumados.

Do outro lado estão aquelas que defendem a extinção da pornografia. Para Mariana Amaral, colaboradora do QG Feminista, coletivo que defende a pauta antipornografia, "O mundo ideal é onde a pornografia não seja produzida". Ela acredita que a sexualidade de mulheres e homens pode se desenvolver de uma forma natural e saudável, sem a necessidade da pornografia. "Já que a mulher não quer mais ser a bela, recatada e do lar, ela vai ser valorizada se pornificando, expondo o próprio corpo, usando sua liberdade sexual como liberdade de agradar ao olhar masculino", afirma. Em resumo, seria como um tiro no pé do movimento feminista, pois pode ser feito com a intenção de expressar a liberdade sexual feminina, mas acaba por ser apenas mais um meio de o patriarcado se beneficiar com um avanço feminista.

Outro argumento contra a pornografia feita para mulheres é trazido por Gail Dines, autora de *Pornoland: how pornography has hijacked our sexuality* [*Mundo pornô: como a pornografia sequestrou nossa sexualidade*, ainda sem tradução para o português]. Dines é taxativa ao afirmar que a pornografia feminista é uma piada, não existe, e questiona qual o direito que temos de adentrar dessa forma a privacidade do corpo de outra pessoa. Para ela, trata-se de exploração das mulheres do mesmo jeito que o pornô *mainstream*. Um exemplo trazido por Dines em entrevista à revista *Trip* refere-se justamente aos bastidores da gravação de um filme pornô de Erika Lust, no documentário *Hot Girls Wanted: Turned On*, em que a protagonista, uma pianista que não era atriz pornô, a fim de dar mais "realidade" à cena, pede para interromper a gravação devido às dores que o ator pornô profissional está causando nela durante a relação. Erika mostra certa preocupação, mas pede que a gravação seja retomada, mesmo que com um orgasmo falso. A pianista sai das gravações visivelmente chateada, afirmando que precisará de tempo para processar o que aconteceu.

Nomes de peso, como Catharine MacKinnon, advogada antipornografia, compreendem a pornografia como um braço da prostituição, ou seja, prostituição gravada — e isso englobaria também as produções ditas feministas. Outra importante referência no movimento antipornografia é Andrea Dworkin, escritora e ativista de diversos materiais a respeito do tema. Juntas, MacKinnon e Dworkin lutavam pela criação de leis para censurar e criminalizar os materiais pornográficos. Em 1983, redigiram um anteprojeto de lei a fim de regulamentar a pornografia, tornando-a passível de medidas punitivas. O projeto foi previamente aprovado, mas posteriormente revogado por ser compreendido como inconstitucional.

Aline Rossi, também colaboradora do QG Feminista, afirma que, enquanto houver pornografia, essa indústria vai se alimentar da imagem objetificada da mulher: "É um mercado que mercantiliza os corpos das mulheres. Não há pornografia que desafie a ordem social". Outro argumento trazido por quem questiona a pornografia dita feminista é que, em muitos casos, as produções são dirigidas por homens, apenas se aproveitando do termo "feminista" como um apelo comercial

> para atrair mais público, ao oferecer uma pornografia mais "palatável". Vale ressaltar, ainda, que mesmo produções feministas podem estar sujeitas ao sexo que promove desconexão e anestesiamento dos sentidos em prol de uma imagem performática.

A discussão sobre pornografia ainda está em curso e é extremamente complexa, mas levantar diferentes pontos de vista é imprescindível para entendermos o problema como um todo. A pornografia não vai simplesmente deixar de existir, mas pode começar a ser substituída por outros meios mais saudáveis de explorar nossa sexualidade, nosso corpo, nossa imaginação. Ao descobrirmos formas mais reais de sentir prazer e explorar nosso corpo, de estar presentes e estabelecer conexões verdadeiras, nos tornamos mais livres.

E foi assim que encerrei minha conversa com a Júlia (lembra dela?) sobre a situação do seu relacionamento e suas preocupações. Ela saiu da consulta mais aliviada depois de entender que o problema não era com seu corpo e sua forma de ser, mas muito mais amplo e complexo. Com as informações necessárias para abordar o assunto com seu parceiro, pode contar como se sente e explicar a seriedade do assunto para que, juntos, busquem a melhor forma de solucionar a questão, se reconectar e, enfim, vivenciar uma relação saudável.

Ao acessar um site pornográfico ou entrar em conversas sobre o assunto, talvez não fique clara toda a estrutura que há por trás dessa indústria. Aqui, tentei elucidar pontos sombrios e desvendar as relações entre algumas questões sociais muito delicadas e a pornografia. Espero que você saia dessa leitura munida de informações para pensar e debater a respeito desse tema, tomando as melhores decisões para a sua saúde mental e para a saúde das suas relações.

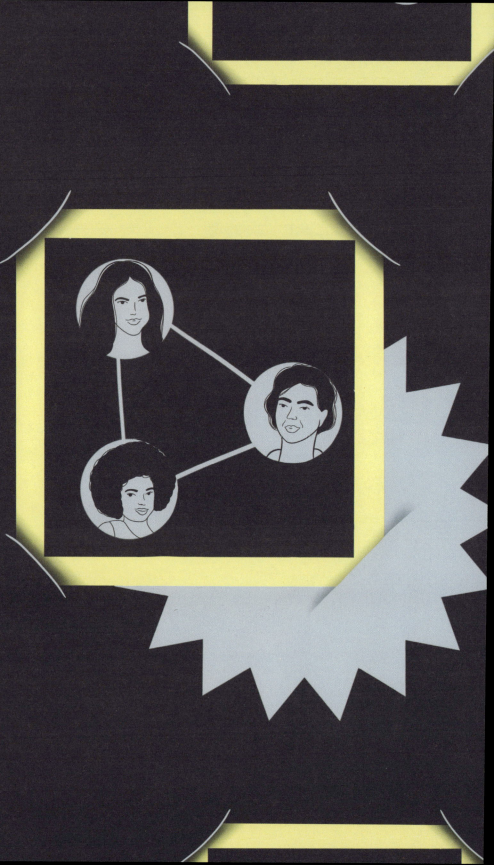

12.
É o fim da monogamia?

entendendo novas formas de se relacionar

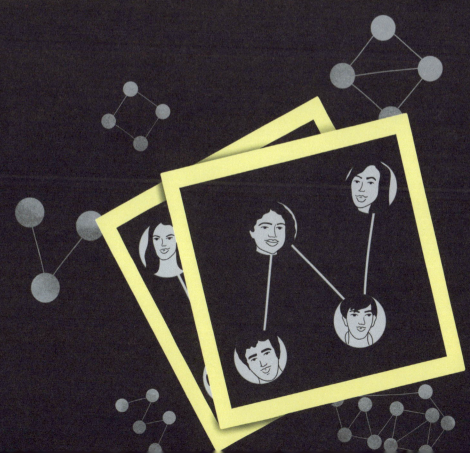

Paula e Fernando

chegam ao meu consultório e, durante a consulta, dizem querer abrir a relação. A sugestão inicial veio de Paula, que relata a vontade de ter outras experiências sexuais, apesar de ainda se sentir confusa em relação a isso. Fernando, seu companheiro, gosta da ideia, mas diz que o fato de sua namorada querer se relacionar com outras pessoas faz com que se sinta menos desejado.

•••

Vivemos, em nossa sociedade, imersas e imersos no que chamamos de monogamia compulsória, ou seja, carregamos a ideia de que para ter um relacionamento é necessário um acordo de exclusividade — preferencialmente, como manda a heteronormatividade, entre um homem e uma mulher. Culturalmente, esse modelo nos entrega um pacote fechado de regras já bem definidas e firma na sociedade a convicção de que só há uma maneira legítima de se relacionar sexual e afetivamente. Há também a ideia de que a monogamia é algo natural, de que nascemos assim e todo o resto é impuro, imoral, indecente. A verdade é que não há provas biológicas que nos levem a acreditar na monogamia como o modelo natural de relacionamento dos humanos. Ao que tudo indica, ela é uma construção social do início da vida civilizada. Gostaria aqui, portanto, que déssemos, juntas, uma pequena olhada para trás para entender quando e como nasceu, de fato, o modelo monogâmico. Vamos lá?

Estudos antropológicos mostram que, milhões de anos atrás, no Período Paleolítico, quando humanos viviam da caça de animais e da coleta de plantas silvestres, nossos ancestrais se relacionavam de maneira muito diferente, em que os interesses do grupo eram colocados acima dos interesses individuais e a sexualidade era vivida de maneira fluida e, aparentemente, sem acordos de exclusividade. A sociedade era matriarcal, e acreditava-se que a mulher realizava o processo reprodutivo sozinha, sendo a fertilidade um atributo endeusado. Nessa época, a humanidade era nômade, e os indivíduos migravam de um local para outro em busca de alimentos.

Tudo parece ter mudado com o aprendizado da agricultura e da pecuária. As famílias passaram a se fixar em determinado terreno e surgiu o conceito de propriedade privada ("os meus animais, a minha colheita"). Por meio da observação dos animais, descobriu-se que os homens, assim como os machos do reino animal, também participavam da reprodução. Então, a monogamia feminina passou a ser usada como ferramenta para assegurar a filiação biológica do homem, garantindo, assim, a sucessão da propriedade da família para filhos legítimos. Resumindo, é quando se migra da vida social coletiva — em que a criação e a educação das crianças eram responsabilidade de um grupo — para a sociedade de classes, em que ninguém quer custear a prole do outro e a família nuclear e monogâmica surge. Para que esse núcleo se mantenha e se sustente, é fundamental a fidelidade feminina, porque só assim os homens teriam a certeza de que os filhos gerados naquele ventre seriam mesmo seus. O corpo feminino passa a ser tratado como uma propriedade e a sexualidade das mulheres, controlada.

Ao poucos, a monogamia se transformou na norma social que rege as relações afetivas na cultura do Ocidente e ganhou reforços durante os anos, com a criação do casamento e de valores religiosos. Mas, se prestarmos bem atenção, ela não se aplica igualmente a homens e mulheres. Ao avaliarmos os relacionamentos à nossa volta, perceberemos que há uma espécie de acordo velado de que, mesmo em relações fechadas, os homens detêm a permissão de praticar a infidelidade sem que sejam severamente julgados por isso. Não ocorre o mesmo com a ala feminina, obviamente. Além de um maior julgamento moral e social, há lugares como Sudão, Nigéria, Irã e Emirados Árabes, onde mulheres consideradas adúlteras são executadas a pedradas. E, se é que é possível, ainda há situações mais apavorantes. Na Nova Guiné, por exemplo, uma tradição criada há séculos dá ao marido o direito de decapitar a esposa infiel e a seu amante. Portanto, fica óbvio que a monogamia compulsória controla, principalmente, corpos femininos.

O amor romântico

Atualmente, a monogamia tem como uma de suas bases o conceito do "amor romântico", mas nem sempre foi assim. No início, o ato de se manter monogâmico ao parceiro não tinha nenhuma ligação com sentimento de amor e paixão. Era um acordo, para não dizer uma imposição, com base em interesses econômicos. A ligação da monogamia ao amor romântico surgiu apenas no século XVIII, com o Romantismo nas artes. O filósofo Jean-Jacques Rousseau, aliás, foi um dos precursores do movimento que idealizou a união de casamento, sexo, amor e monogamia.

O amor romântico, no final das contas, nada mais é do que um ideal de sentimento amoroso que foi construído baseado em muitos mitos, como o da metade da laranja, do amor que pode tudo, do amor eterno, da pessoa certa. Nesse ideal, o objeto do nosso amor é a pessoa responsável por suprir todas as nossas necessidades e nos completar em todos os sentidos. Nesse contexto, o amor é usado como desculpa para forçar uma pessoa no papel de fonte de felicidade exclusiva da outra. Desde muito pequenos, somos ensinados e condicionados a desejar viver esse amor — as mulheres, principalmente. Ele é reforçado diariamente na mídia, em novelas, músicas, filmes, livros e no discurso das pessoas. Aqui, assim como na monogamia, existe a ideia de que o amor romântico é algo inato, ou seja, é a maneira correta e única de amar, o resto não é amor.

Mas acontece que o amor romântico é uma invenção humana, uma construção histórico-cultural que pode variar de forma, significado e valor, dependendo da cultura e das nuances econômicas, religiosas, sociais etc. No período medieval, o único amor aceito era o destinado a Deus, um amor sagrado para o sagrado. Durante muitos anos, os casamentos existiram como acordo financeiro, uma negociação entre os nobres a partir de interesses econômicos e sociais, uma troca entre as famílias para favorecer os patrimônios. Segundo a psicanalista Regina Navarro Lins, foi no século XII que surgiu o chamado amor cortês, que se caracteriza como a primeira manifestação do amor como hoje é conhecido: uma relação pessoal com o objeto ideal do amor, em que a dama passa a substituir o lugar do sagrado como objeto de desejo. Ainda assim, eram amores platônicos, vividos com distanciamento, e os casamentos continuavam acontecendo por interesses econômicos e políticos. A união por amor só passou a ser uma realidade possível no século XIX. A partir de 1940, aparece como um fenômeno de massa, quando todos passam a desejar casar por amor, incentivados pelos filmes de Hollywood.

VOCÊ DEVE ESTAR SE PERGUNTANDO: "MAS, PERAÍ, MARCELA, VOCÊ ESTÁ DIZENDO QUE O AMOR É ALGO RUIM?".

Não! Definitivamente, nós, humanos, estamos em constante busca por afeto. O problema está em como enxergamos o que chamamos de amor. Um dos erros mais comuns é a idealização do outro, uma projeção do que gostaríamos que o outro fosse, muitas vezes vendo na pessoa características que ela nem possui. Isso se torna insustentável com o tempo e a convivência, e costuma gerar frustração quando somos obrigados a enxergar o outro como ele realmente é.

Outro ponto negativo é a crença de que, por meio do amor, os dois se transformam em um só, criando uma interação na qual todas as necessidades devem ser supridas pelo outro. Essa dinâmica elimina as individualidades e, embora pareça satisfatória no começo de relacionamentos, pode fazer com que eles se tornem desinteressantes e tediosos a longo prazo. Imaginar que uma relação amorosa vai nos completar, que nada mais vai nos faltar, é o caminho mais rápido para a decepção, pois, quando surgem os atritos e as diferenças, passamos a acreditar que cometemos um erro, que não era "amor verdadeiro".

Por fim, há uma última mentira muito contada: "quem ama não sente desejo sexual por mais ninguém". Já vimos que esse conceito de exclusividade sexual partiu de uma necessidade de delimitar propriedades, sem qualquer relação com sentimentos. Na construção do ideal de amor que conhecemos, a monogamia foi romantizada e colocada como prova: se estou em um relacionamento afetivo com alguém, isso deve me bastar e não me sentirei atraída por mais ninguém.

Na prática, vemos que não é bem isso que acontece. O desejo por outras pessoas é uma realidade na maioria das vezes, e casos de infidelidade conjugal são bastante frequentes. O que chama atenção é que, em muitas dessas situações, o discurso envolvido não é falta de amor ou vontade de terminar a relação, mas apenas o desejo pelo novo, pelo diferente, por outro alguém.

Isso não é uma tentativa de convencer as pessoas de que a monogamia tem de acabar. O objetivo aqui é somente esclarecer que ela é **apenas uma** das diversas formas possíveis de se relacionar — e não a única, nem a mais a correta, nem mesmo a que somos biologicamente programados para desempenhar. Além disso, como vimos, a ausência de exclusividade sexual ou afetiva dentro de uma relação também é uma possibilidade que nada tem a ver com a quantidade de amor envolvida no relacionamento. Relações não monogâmicas não têm menos amor do que relações monogâmicas.

Em resumo, vivemos historicamente a era da monogamia compulsória; o que não quer dizer, de forma alguma, que relações monogâmicas não possam ser calcadas em acordos benéficos para todos os envolvidos. Significa apenas que, quanto mais informações tivermos, mais acertadas serão nossas decisões. Optaremos por esse ou aquele modelo não porque nos foi imposto, mas sim porque queremos realmente estar naquele arranjo. Compreendemos as possibilidades, fazemos uma escolha e estabelecemos acordos entre as partes envolvidas para evitar frustrações.

Relatos como o do início deste capítulo são cada vez mais comuns. Nos últimos anos, muitos casais têm se aberto para novas experiências e maneiras de se relacionar, buscando afrouxar um pouco o controle ou estabelecer novos acordos que permitam que o desejo flua mais livremente. Assim, questionamentos sobre a monogamia são cada vez mais comuns, bem como o aumento das discussões sobre o tema nas redes sociais e outros meios de comunicação.

O processo de abrir um relacionamento ou refazer acordos e propor novas liberdades dá medo, gera insegurança, provoca desconforto. Isso acontece sempre que entramos em território desconhecido. Nossos referenciais de toda uma vida são monogâmicos. É o que nos ensinaram desde muito novos e o que vemos refletido em novelas, filmes, séries, livros, música. A regra é a monogamia tradicional pautada no amor romântico, que coloca a relação amorosa como prioritária e defende que o amor cura tudo — e isso pode, inclusive, ser muito perigoso e levar muitas mulheres a se manterem em relações abusivas devido a essa crença. Mudar esses referenciais leva tempo e demanda informação e muito diálogo.

Caminho para o final desta conversa compartilhando alguns possíveis formatos de relacionamentos não monogâmicos para que você, se assim desejar, comece a tatear novos universos. No fim, não importa o formato que escolhemos; o que importa, mesmo, é termos a possibilidade de escolher.

OUTRAS FORMAS DE SE RELACIONAR

RELACIONAMENTO ABERTO

Há uma relação prioritária, mas, dependendo dos acordos feitos entre as partes, é possível se envolver sexual e/ou afetivamente com outras pessoas.

POLIAMOR

Implica a liberdade para ter múltiplas relações afetivas e sexuais. Existem diversas configurações e formatos. Pode haver acordos estabelecidos entre os envolvidos, com ou sem um limite sobre a quantidade e a possibilidade de experiências sexuais e afetivas. Também pode ou não haver uma hierarquia nas relações, em que existe uma relação principal com prioridade sobre as demais relações envolvidas no poliamor. Ainda é possível que todas as pessoas se relacionem entre si, ou não.

RELAÇÕES LIVRES (RLI)

É uma visão de relacionamento em que as pessoas são livres para terem quantas relações sexuais e afetivas quiserem, sem que exista uma relação principal, restrições ou hierarquia entre as relações.

ANARQUIA RELACIONAL

É uma maneira de viver em que há rejeição às hierarquias e respeito à autonomia, à vivência das relações sem preocupação com modelos impostos. É parecida com a RLI, mas pautada na ideia de aplicar os princípios da anarquia a todas as relações.

AMOR LIVRE

Este modelo rejeita convenções e rótulos impostos por instituições como o Estado ou a Igreja. Parte da liberdade individual e acredita no afeto sem posse, controle ou nome.

SWING OU "TROCA DE CASAIS"

É a prática em que dois ou mais casais realizam sexo grupal. Pode ser tanto um escape à rotina monogâmica quanto um estilo de vida com acordos estabelecidos entre os envolvidos. Diferentemente dos relacionamentos abertos, as trocas acontecem de maneira simultânea e na presença do(a) parceiro(a), por isso, para alguns grupos, não chega a ser considerado uma relação não monogâmica.

Ao ler sobre todas essas possibilidades, imagino que uma pergunta tenha martelado na sua cabeça: mas e o ciúme?

Muito presente em relações monogâmicas, o ciúme costuma ser romantizado — o famoso "quem ama cuida". É baseado na ideia intrínseca da posse sobre o outro, de que este alguém com que me relaciono, de alguma maneira, me pertence. Tal desejo por cercear a liberdade do outro vem, muitas vezes, do nosso medo de abandono, amplificado a partir da crença de que aquela pessoa é capaz de nos completar. A ideia de que dependemos do outro para sermos felizes gera o pavor da perda e o aumento do desejo de posse.

A verdade é que o ciúme é um condicionamento cultural. Aprendemos a ser ciumentos, romantizamos o sentimento de possessão das relações, acreditamos que o ciúme faz parte do amor, e isso nos leva a aceitar diversos tipos de violência e atitudes desrespeitosas com a nossa liberdade e com a dos outros.

Ao embarcamos na não monogamia, esse sentimento não vai desaparecer como um passe de mágica. Por isso, é importante compreender os fundamentos do ciúme para saber acolher e lidar com esse sentimento quando ele se manifestar. Entender que não somos o centro do mundo de ninguém, assim como entender que ninguém é capaz de nos completar, evita muitas frustrações, medos e sensações de insuficiência. O processo de desconstruir essa crença de posse leva um tempo, então, até lá, quando o ciúme aparecer, é válido conversar com o outro sobre como você se sente, levando em consideração que esse é um trajeto seu, e não dele; portanto, não há motivos para culpabilizá-lo.

No mais, não há sentido na manutenção de uma relação por meio da possessividade e do controle do outro. É preciso criar espaços de relacionamento em que a decisão de ficar seja baseada no prazer de estar junto. Devemos aprender sobre nossos limites — e parar de cobrar do outro aquilo que ele não é capaz de nos oferecer.

Este capítulo tem como intenção apresentar uma breve introdução aos questionamentos sobre monogamia e nossas possibilidades de amar. É um tema que rende muitas discussões. Atualmente, há quem considere e estude a não monogamia como um tema político que esbarra em questões de gênero, raça e sexualidade. Ao final deste livro, nas referências, você encontrará informações de mais materiais para se aprofundar no tema.

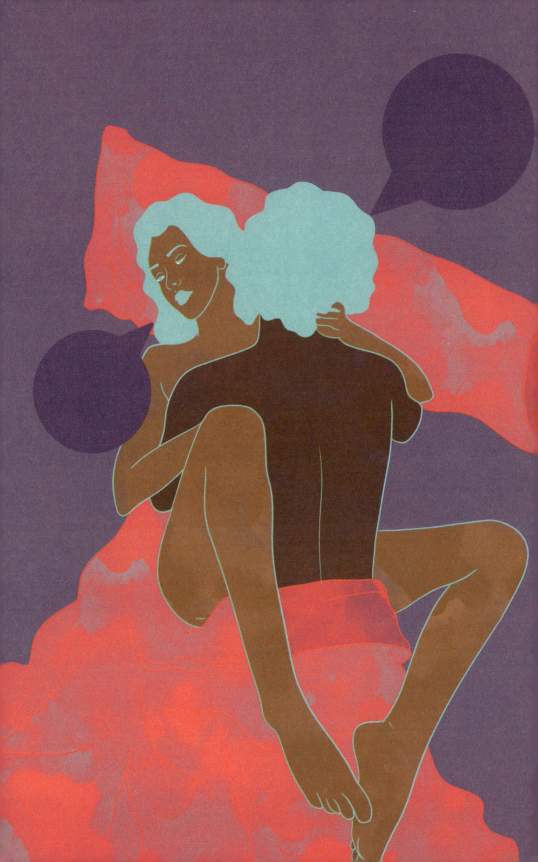

Falar é preciso:
o que sexo e diálogo podem fazer pelo seu prazer

13.

Rita

chega até mim para uma consulta rotineira. Já é minha paciente há cinco anos. Durante nossa sessão, conta que tem sentido vontade de experimentar novas possibilidades na cama, mas não consegue comunicar ao parceiro, com quem é casada há mais de dez anos. Relata não saber nem como começar a conversa e diz que teme, também, que suas ideias sejam rejeitadas ou ridicularizadas.

Nós sabemos bem que o caso de Rita não é isolado. Vimos, ao longo do livro, que a sexualidade, principalmente a feminina, foi construída em cima de inúmeros tabus muito consolidados na estrutura sociocultural. Falar de sexualidade é sempre difícil, seja em conversas dentro de casa, nos círculos sociais, nas escolas e até nos consultórios médicos. Por ser um assunto velado, sobre o qual ouvimos e falamos muito pouco ao longo da nossa vida, não aprendemos a refletir sobre ele, e menos ainda a torná-lo um tema de diálogo. Por isso é tão comum vermos casais, trisais e afins que não sabem nem por onde começar a desenvolver uma conversa transparente sobre sexo.

Não precisamos ir muito longe para notar como isso é real. Pare e pense um pouco: você comunica o que quer com facilidade? Consegue apresentar suas fantasias sem ficar nervosa ou sentir vergonha?

As mulheres raramente são incentivadas a expressar com assertividade aquilo que querem. Em qualquer esfera de vida, somos induzidas a adotar uma postura de passividade. Nem preciso dizer que, em se tratando de sexualidade, isso se multiplica por mil, já que o assunto, sempre vetado para nós, é tratado como algo que não nos pertence. O lugar da mulher na sociedade sempre foi o de "desejada", nunca o de "desejante", portanto nunca tivemos a chance de comunicar o que queremos, o que nos dá prazer, seja porque simplesmente não sabemos efetivamente, já que sempre fomos privadas desse assunto, seja por vergonha ou mesmo por medo de como isso seria interpretado; afinal, uma mulher que fala sobre sexo provavelmente não cabe na caixinha de "boa moça" em que a sociedade vive tentando mantê-la.

Diante disso, proponho que você tire o tempo da leitura deste capítulo para pensar como está a sua comunicação sobre sexo. Você consegue dizer NÃO quando se sente desconfortável, incomodada, invadida ou desrespeitada? Consegue impor a sua posição com assertividade? Uma comunicação efetiva não é aquela que serve apenas para avisar sobre desejos, mas também a que serve para pontuar limites. E é também por isso que ela é tão importante.

Comunicando-se com parceiros(as)

A comunicação sempre foi um fator de extrema importância em toda e qualquer relação. É através dela que se estabelecem as conexões, e sua ausência ou sua ineficiência podem gerar conflitos, frustrações e até afastamentos. Falar sobre como nos sentimos e o que nos faz bem, tanto afetiva quanto sexualmente, é imprescindível para uma relação e uma vida sexual saudáveis, além de, claro, ser uma grande realização pessoal, pois conseguir expor nossos desejos e nossos limites é muito libertador. Ainda que tenhamos consciência da importância da comunicação, sabemos que não é algo tão fácil e natural para todas. Então, preparei um manual para ajudar você a estabelecer esse espaço de conversa com seu(s) parceiro(s) e/ou sua(s) parceira(s). Vamos lá?

SAIBA O QUE VOCÊ QUER

Antes de passarmos uma mensagem, precisamos ter ciência do conteúdo que ela precisa transmitir, certo? Quanto mais claro for para você o objetivo da sua comunicação, maior será a chance de a outra pessoa receber e entender de forma correta a sua mensagem. Seja sincera com você mesma sobre o que está buscando em um diálogo e entenda que, em alguns momentos, será necessário tocar em pontos desconfortáveis. É muito comum nos depararmos com pessoas que, quando se comunicam, evitam abordar questões conflituosas, mas isso só faz diminuir a chance de os problemas serem resolvidos. Quanto mais segura você estiver do que quer comunicar, mais fácil será lidar com tudo isso sem desviar do assunto.

COMUNIQUE-SE COM CLAREZA

Uma boa comunicação deve ser feita de forma clara e objetiva, de modo que a pessoa possa realmente compreender o que foi dito e fornecer uma resposta adequada, ou seja, evitar palavras de duplo sentido ou indiretas, porque isso pode ser interpretado de maneira distorcida pela outra pessoa e acabar tornando a comunicação ineficiente.

Além disso, deixe de lado o tom acusatório, pois isso gera no outro, quase que automaticamente, a necessidade de se defender em vez de escutar e dialogar. Se você quer ser ouvida de verdade, aprenda a falar sobre você, sobre o que você precisa e como se sente diante das atitudes do outro.

Por exemplo, suponhamos que você esteja incomodada porque seu parceiro ou parceira passa muito tempo no celular e isso está esfriando a relação de vocês. Se na conversa você disser "você fica o dia inteiro nesse celular", "nunca tem tempo para nós", "você está acabando com nosso relacionamento", a outra pessoa muito provavelmente vai tentar defender o lado dela em vez de entender o seu.

Agora, se você disser "eu me sinto só quando você fica muito tempo no celular" ou "eu gostaria que você passasse mais tempo conversando comigo" ou, ainda, "que tal se a gente desconectar um pouco do celular e passar um tempo junto?", certamente a reação será outra. Consegue perceber a diferença? Quando você fala sobre como VOCÊ se sente ou sobre o que VOCÊ pensa e quer, a outra pessoa não tem alternativa a não ser refletir sobre o assunto. Eu sei que, ao ler isso, você pode ter pensado que não existe a menor chance de conseguir se comunicar com toda essa calma e clareza, mas acredite, com um pouco de treino e hábito você chega lá. Uma excelente ferramenta para ajudar você com isso é a comunicação não violenta (CNV).

CNV

A comunicação não violenta é uma abordagem de comunicação, criada pelo psicólogo norte-americano Marshall Rosenberg, que tem como objetivo estimular a compaixão e a empatia (por conta disso, também é chamada de **comunicação empática**).

Segundo Rosenberg, nossa sociedade está constantemente nos ensinando estratégias violentas — sejam elas verbais ou físicas — e, quando estamos em um ambiente que estimula a competitividade, a dominação e a agressividade, tendemos a nos comportar violentamente. E o inverso também acontece, nós temos a propensão de agir com mais empatia e generosidade em ambientes acolhedores.

Portanto, se estivermos dispostos a mudar nossa forma de comunicação, muito provavelmente conseguiremos promover mudanças no nosso círculo familiar, profissional e social. Para que a comunicação não violenta ocorra, Rosenberg explica que os praticantes precisam se concentrar em quatro componentes:

1. OBSERVAÇÃO

Em primeiro lugar, é necessário observar o que realmente está acontecendo em determinada situação. O segredo é fazer essa análise sem criar juízo de valor ou buscar determinar o que é certo ou errado. Tente apenas compreender o que você gosta ou não no que está acontecendo e no que o outro faz. Tente olhar para a situação como se você fosse uma câmera e pudesse apenas gravar um vídeo daquilo que observa.

2. SENTIMENTO

Agora, depois de observar, tente entender qual sentimento a situação desperta em você. Como aqueles fatos afetam as suas emoções? Busque dar nome ao que você sente, por exemplo: mágoa, medo, felicidade, raiva etc. Além disso, é importante saber a diferença entre o que se sente e o que se pensa ou interpreta.

3. NECESSIDADES

Após compreender qual sentimento foi despertado, é preciso reconhecer as necessidades que estão relacionadas a ele. Rosenberg ressalta que, quando alguém expressa suas necessidades, a possibilidade de que elas sejam atendidas é maior. Então, pergunte-se: qual a minha necessidade frente a esse sentimento? Qual necessidade não foi atendida e me deixou frustrada? As respostas que você vai encontrar têm de ser nesse sentido: necessidade de apoio, necessidade de cooperação, de atenção, de ser ouvida etc.

4. PEDIDO

Por fim, faça um pedido claro, específico, explicando como o outro pode contribuir para atender às suas necessidades. Marshall sugere o uso da linguagem positiva, em forma de afirmação, para fazer o pedido. Ele indica, ainda, que o pedido seja feito após deixar claro o que você observou, como se sentiu e por que (necessidades) aquilo é importante para você. Evitar frases abstratas, vagas ou ambíguas ajuda a não gerar confusão e a não despertar outras reações no outro quando for atender, ou não, ao seu pedido.

Vamos aplicar os quatro componentes em um exemplo:

"Ontem, durante o jantar, você ficou no celular enquanto eu falava com você (observação), e isso me fez sentir frustrada (sentimento) porque sua atenção é importante pra mim e eu preciso dela (necessidade). Você pode evitar ficar no celular quando estivermos conversando (pedido)?".

DESCUBRA O MELHOR MOMENTO PARA SE COMUNICAR

Sozinha, não existe uma relação. Cada dupla, trio ou grupo tem um idioma próprio, uma dinâmica particular. Por isso, ninguém melhor do que você mesma para saber a forma mais adequada de se comunicar com seu(s) parceiro(s) e/ou sua(s) parceira(s). Tem gente que prefere conversar à noite, tem quem prefira conversar enquanto come e toma um vinho, e aqueles que preferem marcar horário para conversas sérias. As possibilidades são inúmeras, e entender o terreno em que se pode construir um papo mais gostoso, relaxado e respeitoso é fundamental.

DIÁLOGO NÃO É MONÓLOGO

Muitas vezes, falamos e não somos capazes de ouvir, e uma escuta empática é imprescindível na boa comunicação. Muitas pessoas ouvem apenas para argumentar ou defender sua posição, e não para compreender realmente as necessidades do outro.

Como no caso do início do capítulo, quando, por exemplo, trazemos à tona nossos desejos e queremos que a(s) parceira(s) e/ou o(s) parceiro(s) os realize(m), também temos de abrir espaço para a opinião e os desejos do outro. Não basta comunicarmos o que queremos, é importante também saber se quem se relaciona sexualmente com a gente tem as mesmas vontades. Para isso, é necessário ouvir os desejos e as necessidades do outro sem julgar, ridicularizar ou desmerecer.

DEIXE FLORESCER UM ESPAÇO DE SEGURANÇA

Vamos expor um fato óbvio e muitíssimo importante: o sexo é um campo de possibilidades e descobertas. Tudo pode acontecer — desde que haja consentimento de todas as partes. Mas, para acontecer aquilo que queremos, precisamos nos sentir respeitadas e não julgadas, né? Por isso, construir e nutrir um espaço de acolhimento, confiança e segurança é fundamental para todo mundo se sentir confortável para falar dos seus desejos e limitações. Sem medo de ser julgado, trollado, menosprezado, invisibilizado, desrespeitado. Afinal, sexo deve ser algo bom — e as conversas que o envolvem também.

COMUNICAÇÃO NÃO VERBAL

Usar o corpo, os gestos e a voz para transmitir certas mensagens é uma das formas mais interessantes de comunicação. Esses sinais não verbais podem ser utilizados para complementar, substituir ou contradizer a comunicação verbal e para demonstrar sentimento. Ou seja, é possível "dizer" e "ouvir" muitas coisas através de comunicação não verbal, e essa pode ser uma ótima maneira de expressarmos nossos desejos no sexo e demonstrarmos o que estamos curtindo na cama. E também uma forma de identificarmos o que está ou não agradando nossos(as) parceiros(as), por isso preste atenção aos sinais que o corpo transmite, e, na dúvida, é sempre válido perguntar.

Consentimento

Quando falamos de comunicação, consentimento provavelmente é um dos tópicos mais urgentes. Apesar de essa palavra aparecer frequentemente em mídias sociais, na realidade sabemos que o consentimento não é ensinado, compreendido nem colocado em prática na grande maioria dos casos.

Em uma cultura com pouquíssima educação sexual e uma socialização que incentiva a desigualdade de gênero, temos dados alarmantes de uma crescente violência sexual. Meninos são ensinados ativamente a considerarem o sexo feminino como inferior e com a função de proporcionar sexo. Já as meninas aprendem a validar esse pensamento e a abrir mão de si mesmas e de suas vontades em favor do outro, sem serem educadas para que reconheçam situações de violência e de abuso. Com a ideia de que o corpo violado de uma mulher geralmente é culpa delas mesmas, elas não são incentivadas a serem assertivas e respeitarem seus limites, não são educadas para dizer "não". Assim como homens não foram educados para ouvi-lo. Essa combinação parece catastrófica. E é.

Você certamente conhece uma amiga (ou é a própria amiga) que teve de repetir inúmeras vezes que não queria algo até que sua voz fosse ouvida. Essa conversa é importante porque traz alguns pontos de inflexão que devem ser seguidos à risca quando o assunto é imposição de limites.

CONSENTIMENTO

Consentimento sexual é a concordância, a permissão, o acordo em participar de alguma atividade sexual. Para ser válido, deve ser:

- Dado livremente: consentimento é uma escolha que você deve fazer sem pressão e sem manipulação. Ceder não é querer, e convencimento não é consentimento.

- Consciente: concordar sob qualquer influência que impeça a consciência, como estar embriagada ou entorpecida por qualquer substância, não é consentimento.

- Reversível: você pode mudar de ideia sobre algo que consentiu a qualquer momento. Qualquer hora é hora. Não há tempo certo para dizer "não". Mesmo que já tenha permitido antes, mesmo que já tenha começado a transar e, do nada, não queira mais. Independentemente do motivo ou do gatilho, essa é uma decisão que cabe somente a você. É direito seu.

- Específico: dizer "sim" para uma coisa não quer dizer que você concordou com todas as outras. Você pode, por exemplo, ter concordado com a troca de beijos e carícias, mas não querer penetração. Assim, é importante que o acordo seja constantemente renovado.

- Atual: o consentimento se restringe apenas ao ato sexual específico naquele momento, e não a quaisquer atos sexuais posteriores. Ou seja, ter vontade de transar uma vez não significa que você vai querer transar outras vezes, mesmo que esteja em um relacionamento.

- Pleno: para que a concordância exista, não deve haver espaço para ambiguidade. Ela deve ser expressada claramente, não se pode deduzir que houve consentimento porque a resposta foi o silêncio, a dúvida, ou a ausência de um "não".

- Entusiasmado: quando se trata de sexo, você só deve fazer aquilo você deseja, não o que é cobrado ou o que você acha que é esperado de você.

CONSENTIMENTO VALE PARA QUALQUER RELACIONAMENTO, INDEPENDENTEMENTE DA DURAÇÃO E DA ORIENTAÇÃO SEXUAL

Dizer "não" é um exercício constante que serve tanto para quem começou a se relacionar agora quanto para quem já está em um relacionamento há mais tempo. Em todo e qualquer vínculo, o consentimento é imprescindível, independentemente da duração, da orientação sexual, da quantidade de pessoas envolvidas e da natureza do relacionamento afetivo. Você está há anos num casamento estável e sentiu a necessidade de comunicar que não aceitará mais isso ou aquilo na hora do sexo? Você tem esse direito! Assim como tem o direito de negar sexo sempre que não estiver a fim. Não é porque você está em um relacionamento que é obrigada a fazer sexo.

A ideia equivocada de que uma relação a obriga ao sexo é a base para o que chamamos de **estupro marital**, uma triste realidade em que as mulheres são violentadas sexualmente pelo próprio marido ou companheiro. E isso é mais comum do que imaginamos. Segundo dados do Fórum Brasileiro de Segurança Pública (FBSP), o estupro marital totaliza cerca de 13% dos crimes de estupro registrados no Brasil. Mas esse número não reflete a quantidade de casos, uma vez que esse tipo de estupro é subnotificado. Muitas vezes, as mulheres em um relacionamento não percebem que estão vivendo uma violência pois não sabem que podem se recusar a ter uma relação sexual. Além disso, outros fatores, como medo, tabu e até dependência financeira, atrapalham as denúncias.

É considerado estupro marital quando um parceiro força o outro a ter práticas sexuais contra sua vontade, por meio de ameaça ou violência; enquanto a vítima está inconsciente, seja dormindo, embriagada ou sob efeito de remédios; assim como forçar uma relação sexual sem o uso de preservativo.

Infelizmente, no casamento ou no namoro, fazer sexo sem que haja desejo mútuo e progressivo ainda é visto como natural. As mulheres acreditam que existe uma espécie de débito conjugal, que são devedoras de sexo para seus(suas) parceiros(as), e os homens acreditam que os corpos femininos estão à sua disposição. Mas a legislação é muito clara: se a mulher é forçada a transar contra sua vontade, mesmo que com o cônjuge, é crime.

Sabemos que isso é muito mais recorrente em relacionamentos heterossexuais por causa de todas as questões implicadas em viver em uma sociedade patriarcal, mas não podemos deixar de problematizar o consentimento em todas as relações, pois qualquer pessoa está sujeita a reproduzir padrões heterossexuais de práticas abusivas que são extremamente nocivas em qualquer contexto.

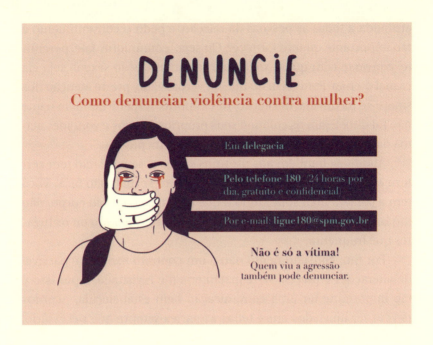

NÃO É SOMENTE SOBRE PENETRAÇÃO

Há outras coisas em que o consentimento é muito importante. Quer um exemplo? Sexo sem preservativo. Já falamos sobre a importância de usá-lo, porque sexo tem de ser gostoso e seguro, certo? Mas não é raro homens forçarem relações sexuais sem camisinha, ou que chegam a tirá-la na hora do sexo sem a autorização da parceira. Isso também é crime. Portanto, saiba: todo e qualquer ato que envolva alguma prática sexual precisa, sim, do seu consentimento. Mesmo que pareça insignificante, se você não está confortável, diga.

A RESPONSABILIDADE DO CONSENTIMENTO É DE TODOS OS ENVOLVIDOS

Segundo a lógica de nossa cultura heteronormativa, a responsabilidade pelo consentimento é de quem dá. Ou seja, se a pessoa não disse "não", ela consentiu. Mas essa responsabilidade deve ser atribuída a todas as pessoas da relação, e pedir o consentimento é tão importante quanto fornecer. Ou seja, comunique, fale, pergunte, converse com quem você quer ter uma relação sexual, seja ela casual ou não. Para além do que foi verbalizado, preste atenção nos sinais: se há dúvida, hesitação, desconforto, respeite também o que não foi dito. E jamais coloque seus próprios desejos e vontades acima da integridade física e emocional de outra pessoa.

Atente-se também aos próprios sinais e, se você não tem certeza se quer estar envolvida em algum ato sexual, não faça. Você tem a palavra final sobre tudo o que acontece com seu corpo, não importa seu histórico sexual, o que você está vestindo ou os lugares que frequenta.

Por fim, consentimento não é um contrato fixo. Ele é passível de alterações e precisa ser constantemente revisitado, e por isso é tão importante ter uma comunicação bem estabelecida. Acordos devem ser ajustados entre todas as partes sempre que necessário, quantas vezes for preciso.

Educação sexual

Não consigo imaginar um tema melhor para encerrar este capítulo. A educação é um dos pontos-chave da comunicação, já que por meio dela, fornecemos ferramentas para que as pessoas aprendam sobre seus corpos, seus desejos e seus limites, e, assim, possam falar sobre eles.

Ainda há um enorme equívoco social acerca da educação sexual, e muitas pessoas se colocam contra ela. Isso acontece especialmente devido a alguns mitos que circulam sobre o assunto: de que o propósito seria ensinar sexo para crianças, de que influenciaria diretamente na orientação sexual de crianças e adolescentes e, por fim, de que incentivaria jovens a iniciar sua vida sexual precocemente.

Antes de mais nada, algumas verdades precisam ser pontuadas:

- **Em algum momento, jovens vão transar**

  Isso é um fato, e o ideal é que, quando isso ocorrer, estejam bem orientados para poderem tomar decisões de maneira segura, se cuidando e respeitando seus desejos e limites. Além disso, estudos apontam que, em países com programas de educação sexual eficazes, os jovens tendem a iniciar sua vida sexual mais tardiamente.

A verdade é que as conversas sobre o assunto podem ajudá-los a construir uma imagem corporal saudável e, assim, desenvolver autoestima, além de estarem munidos de informações que lhes permitam escolhas mais conscientes.

• Uma educação sexual informal já está acontecendo

A todo momento, crianças e adolescentes são expostos a informações sexuais — em conversa com amigos, na mídia, na internet e até na pornografia. Com base nessas referências, eles constroem seus entendimentos sobre sexo e sexualidade, e muitas vezes eles são baseados no senso comum, em mitos e em informações incorretas. Assim, não faz mais sentido eles terem um espaço para obter informações corretas, seguras, baseadas em evidências científicas e adequadas a sua faixa etária?

Vivemos em um país com altos índices de gravidez na adolescência (todos os anos, cerca de 20 mil meninas menores de 15 anos engravidam), infecções sexualmente transmissíveis e abuso sexual infantil (no Brasil, entre 2011 e 2018, mais de 177 mil casos foram denunciados, correspondendo a 3 abusos por hora). Esses fatos podem impactar muito negativamente a vida dos jovens e são decorrentes de diversos fatores, inclusive a ausência/escassez de uma educação sexual eficiente.

Sabemos que a educação sexual raramente acontece dentro de casa, e a oferecida nas instituições é muito precária. Ensinar meninas e meninos a colocar camisinha em uma banana ou jogar meia dúzia de informações sobre os riscos do sexo é insuficiente para o desenvolvimento de uma sexualidade positiva.

EDUCAÇÃO SEXUAL

PROPOSTA PARA UMA EDUCAÇÃO SEXUAL EFETIVA E DE QUALIDADE

- Os profissionais envolvidos devem estar convencidos da importância da proposta, ser habilitados, usar informações e materiais apropriados e seguir as orientações técnicas internacionais sobre educação em sexualidade, uma vez que não se deve repassar senso comum ou opiniões pessoais dos educadores.

- Os tópicos devem ser abordados respeitando o desenvolvimento biopsicossocial e a capacidade de absorção de informações de cada faixa etária, para que nenhuma criança ou adolescente receba informações que não está apto a absorver. Por exemplo, uma criança de 4 anos certamente não está pronta para ouvir sobre infecções sexualmente transmissíveis, mas pode ser ensinada sobre partes do corpo e saber que nenhuma criança ou adulto tem o direito de tocar suas partes íntimas, sendo orientada sobre quem pode ajudar caso isso aconteça.

- A ideia não é falar sobre sexo, mas sobre sexualidade — um conceito muito mais amplo que envolve diversas questões como:

  Anatomia: conhecer e saber nomear cada parte do corpo e como ele se transforma nas diferentes fases (como na puberdade) e aprender como cuidar da saúde, incluindo a saúde íntima.

  Consentimento: olha ele aí. Temos a oportunidade de conscientizar, desde muito cedo, sobre os limites do próprio corpo e os do corpo do outro. Ensinar a dizer "não" quando deixa desconfortável e a respeitar o "não" alheio.

Reprodução: explicações sobre o ciclo reprodutivo, menstruação, métodos contraceptivos e como prevenir uma gestação não desejada.

Infecções sexualmente transmissíveis: ensinar quais são, como ocorre o contágio e como se prevenir.

Gênero: discussões sobre papéis de gênero são essenciais, e hoje são muito engessados. Os famosos "coisa de menina" e "menino não chora" acabam reforçando comportamentos machistas e promovendo desigualdades e ideais de masculinidade tóxica, o que perpetua violências e impede um desenvolvimento pleno com base em expectativas e desejos pessoais. Por exemplo, se uma menina quer jogar bola ou um menino quer aprender a cozinhar. Essas convenções não cabem mais em nossa sociedade, por isso deve-se estimular crianças e adolescentes a terem um olhar crítico sobre elas.

Relacionamentos: sejam familiares, de amizade, afetivos ou sexuais. É importante pontuar que famílias podem ser compostas de diferentes formas, e todas são importantes e devem ser reconhecidas, valorizadas e ter seus direitos garantidos. Explicar que relacionamentos são interações que podem ter como base a amizade e o afeto, mas também podem envolver conflitos e desacordos, e por isso é importante impor limites.

Diversidade: A diversidade sexual existe, e não falar sobre ela resulta em desconforto, preconceito, discriminação e violência. Conhecer essa diversidade não vai moldar a orientação sexual de ninguém!

Se referências fossem capazes de construir uma sexualidade, todo mundo seria hétero, já que tudo que existe nos filmes, na mídia etc. são referências heterossexuais.

Promover conhecimento e discussão sobre gênero e orientação sexual não é uma tentativa de incentivar decisões, mas uma garantia de autonomia para que elas sejam feitas de acordo com sua orientação e sua identidade sexual, sem direcionamentos, antecipações ou atrasos, além de minimizar preconceitos e violências que permeiam nossa sociedade.

Violência sexual e violência de gênero: explicar o que é abuso/violência sexual e violência de gênero, sejam praticados por pessoas adultas, jovens, adolescentes e pessoas em posições de autoridade, quais são as formas de abuso, como se proteger e como procurar ajuda se alguma coisa acontecer.

Muitos outros temas podem ser abordados, como imagem corporal e autoestima, tolerância, respeito e solidariedade, habilidades de comunicação, recusa e negociação, além das diversas maneiras de expressar a sexualidade. Na idade adequada, falar inclusive sobre atividade sexual e prazer.

POR QUE NÃO UM É ASSUNTO DE ÂMBITO PRIVADO?

É muito recorrente a discussão sobre a educação sexual precisar acontecer apenas dentro de casa, e não nas escolas, mas isso acaba fazendo com que o processo não aconteça. A maior parte de pais e cuidadores não aborda o assunto sexualidade por medo, vergonha, insegurança ou mesmo falta de informação. Além disso, a educação em casa tende a ser pautada em crenças pessoais e familiares e no senso comum, e não contempla outras realidades que a criança e o adolescente podem vivenciar ou conhecimentos que possam precisar.

Uma família com crenças homofóbicas ou machistas, por exemplo, não vai criar espaço para reflexões e discussões de papéis de gênero ou diversidade, perpetuando preconceitos que vão impactar a convivência desse jovem com outros ou até consigo mesmo, caso venha a se entender como uma pessoa não heterossexual.

Além disso, a esmagadora maioria dos casos de abuso sexual infantil (mais de 90%) acontece dentro de casa, e os agressores mais comuns infelizmente costumam ser familiares próximos, como pais, padrastos, tios e avós. Se essas crianças vivem com seus abusadores, quem vai educá-las sexualmente em casa?

A educação sexual é uma das formas mais eficazes de prevenir e enfrentar o abuso sexual contra crianças e adolescentes. Ensinar, desde cedo e com abordagens apropriadas para cada faixa etária, conceitos de autoproteção, consentimento, integridade corporal, sentimentos e a diferença entre toques agradáveis/bem-vindos e toques que são invasivos/desconfortáveis é fundamental para aumentar as chances de proteger crianças e adolescentes de possíveis violações. É por isso que a educação sexual também é uma responsabilidade pública e deve ser garantida nas escolas, empoderando crianças e adolescentes com informações e colaborando para garantir seus direitos sexuais e reprodutivos.

Espero que este capítulo a incentive a verbalizar mais seus desejos, seus medos e suas limitações. Se nós nos empoderarmos e soubermos o que queremos e o que não aceitamos, começaremos uma grande revolução. Fale, verbalize de forma honesta, transparente e respeitosa. E, se tiver dificuldade, converse sobre isso com um especialista ou com uma amiga. Mas não guarde apenas para você. Suas relações e seu corpo agradecem.

Espero também que tenha ficado claro que falar com jovens sobre sexualidade, de maneira responsável e respeitosa, é imprescindível para a formação de uma geração de adultos que saberão seus limites e compreenderão sua sexualidade de forma muito mais saudável do que fomos ensinadas e ensinados. Com menos tabus, menos mitos e menos falácias, promovendo mudanças sociais urgentes e profundas. Lembre-se: informação é poder! Espalhe essa mensagem por aí e apoie a educação sexual. A sociedade agradece.

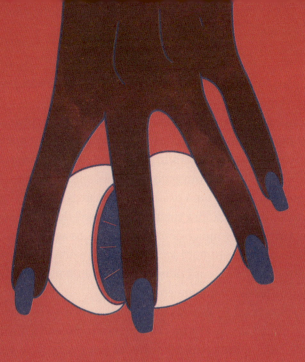

Considerações finais

Sexualidade:
uma jornada sem fim

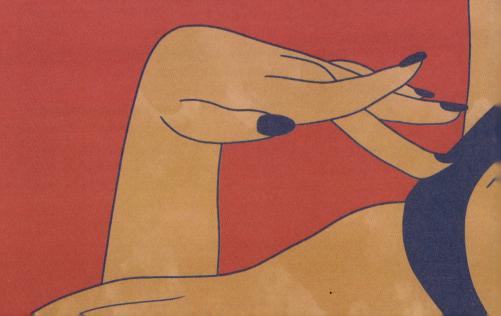

C omeçamos este livro descobrindo de onde viemos e nos questionando para onde estamos indo quando o assunto é a sexualidade feminina. Durante todo esse trajeto destrinchamos mitos, derrubamos barreiras e fincamos a bandeira do empoderamento feminino num terreno que também é nosso por direito: o prazer.

De lá para cá, caminhamos juntas pelas páginas com o objetivo único de entender que o sexo não é algo sujo, errado, de que devamos ter vergonha. Pelo contrário: nosso corpo nos pertence e guarda potenciais que nos foram negados por muitos séculos. Há, na dimensão erótica, uma força vital. A pensadora e escritora caribenho-americana Audre Lorde diz, em seu artigo "Os usos do erótico: o erótico como poder", que a sexualidade foi destituída de seu sentido real graças a uma lógica patriarcal e racista que segue regendo o mundo até hoje. Aos homens, foram permitidas as benesses de uma vida sexual ativa, enquanto as mulheres tiveram de lidar com o confinamento de seus desejos.

Mas hoje temos ciência da força transgressora do erotismo. E eu aprendi, ao longo desses anos todos trabalhando com saúde e sexualidade, que a informação é o que, de fato, provoca transformações. Por isso decidi criar este guia que você tem nas mãos.

Um guia. Quando comecei a escrever o livro, era exatamente isso que eu desejava: encurtar um caminho de descobertas, que pessoalmente foi longo, e levar informações para instruir, desconstruir, instigar, libertar. A ideia é que ele seja uma obra que você volte a consultar vez ou outra para reler, tirar dúvidas, confirmar dados. Que você empreste para a amiga, rabisque, marque suas páginas preferidas, que leiam juntas.

E espero que você vá além do que este livro traz, porque, como qualquer ciência, há sempre novidades pelo caminho.

Nossa sexualidade é fluida, e as definições de gênero estão sempre se atualizando. Enquanto escrevo este fechamento, por exemplo, novos questionamentos estão sendo feitos e ideias inovadoras circulam no campo teórico. Por isso, deixo aqui alguns nomes para você se inspirar e pesquisar mais: Chimamanda Ngozi Adichie, Regina Navarro Lins, Carmita Abdo, Giovanna Heliodoro, Mariana Stock, Alexandra Gurgel, Hana Khalil, Djamila Ribeiro, Louie Ponto, Rita Von Hunty e Sabrina Fernandes.

Agradecimentos

Agradeço, em primeiro lugar, a minha família, por todo acolhimento e apoio que sempre me ofereceram enquanto fui uma princesa e, principalmente, quando rompi com todos os padrões e decidi escrever minha propria história. Vocês são meu mundo.

Luiza, meu amor, você chegou e encheu minha vida de alegria. Ao seu lado me sinto capaz de tudo, obrigada pela paciência e companhia durante todo esse processo. Te amo.

À Giovanna, meu braço direito, por acreditar em mim desde o primeiro minuto, minha maior apoiadora para qualquer projeto.

À Luiza Del Monaco e a todos da Editora Nacional, por abraçarem este livro e conduzirem essa produção com tanto amor e dedicação.

A Malu, Gabi e Nina, pelo suporte na escrita, por transformar minhas ideias em textos tão preciosos.

À Carol Figueiredo, por compartilhar parte dos seus conhecimentos e vivências e colaborar para enriquecer este livro.

Ao dr. Vinícius Borges, pela troca de ideias e colaboração técnica.

A Pâmela, Val, Juliana e Adriano por encherem este livro de cores e vida.

Às minha fãs (nunca vou me acostumar a dizer isso), por segurarem minha mão, me encorajarem e oferecem tanto amor, sempre. Eu amo vocês.

Por fim, agradeço a todas as pacientes que cruzaram meu caminho, trocaram experiências, confiaram a mim suas vulnerabilidades, me possibilitaram compreender nossas semelhanças e diferenças e inspiraram minha jornada pessoal, que agora, mais do que nunca, se torna coletiva.

Referências

ABDO, C. H. N. et al. DISFUNÇÃO DISFUNÇÃO ERÉTIL: RESULTADOS DO ESTUDO DA VIDA SEXUAL DO BRASILEIRO BRASILEIRO. Rev Assoc Med Bras : subtítulo da revista, Local, v. 52, Número, p. 424-429, 2006. Disponível em: https://bvsms.saude.gov.br/bvs/is_digital/is_0107/pdfs/IS27(1)010.pdf. Acesso em: 22 jan. 2021.

A FRAUDE da virgindade | Nina Dølvik Brochmann & Ellen Støkken Dahl | TEDxOslo. [S.l.], 2017. 1 vídeo (12m19s). Publicado pelo canal TEDx Talks. Disponível em: https://www.youtube.com/watch?v=fBQnQTkhsq4. Acesso em: 10 abr. 2021.

AMARAL, M. G. T. Os três ensaios sobre a teoria da sexualidade: um texto perdido em suas sucessivas edições? Pepsic: Periódicos Eletrônicos em Psicologia, São Paulo, v. 6, n. 2, 1995. Disponível em: http://pepsic.bvsalud.org/scielo.php?script=sci_arttext&pid=S1678-51771995000200004. Acesso em: 13 jun. 2021.

ANGELIN, R. A "caça às bruxas": uma interpretação feminista. Catarinas, 31 out. 2016. Disponível em: https://catarinas.info/a-caca-as-bruxas-uma-interpretacao-feminista/. Acesso em: 10 abr. 2021.

AQUINO, M. "Pornografia feminista não existe". Revista Trip, 27 maio 2019. Disponível em: https://revistatrip.uol.com.br/tpm/a-feminista-e-ativista-antipornografia-gail-dines-fala-porno-e-comportamento-masculino. Acesso em: 20 abr. 2021.

ASSOCIAÇÃO DE OBSTETRÍCIA E GINECOLOGIA DO ESTADO DE SÃO PAULO. Ausência de desejo sexual não é falta de libido, diz médica. 16 jan. 2020. Disponível em: https://www.sogesp.com.br/canal-saude-mulher/blog-da-mulher/ausencia-de-desejo-sexual-nao-e-falta-de-libido-diz-medica/. Acesso em: 20 jun. 2021.

BASSON, Rosemary. Using a different model for female sexual response to address women's problematic low sexual desire. Journal of sex & marital therapy, v. 27, n. 5, p. 395-403, 2001.

BEAUVOIR, S. de. O segundo sexo. 2. ed. Tradução de Sérgio Milliet. Rio de Janeiro: Nova Fronteira, 2009.

BHAT, G.; SHASTRY, A. Time to orgasm in women in a monogamous stable heterosexual relationship. Original Research & Reviews Orgasm, v.17, issue 4, p. 749-760, April 2020. Disponível em: https://www.jsm.jsexmed.org/article/S1743-6095(20)30030-8/fulltext. Acesso em: 15 abr. 2021.

BLANC, C. Uma breve história do sexo. São Paulo: Gaia, 2015.

BRANDALISE, C. Pornografia feminista existe? Pesquisadoras e profissionais da área opinam. Universa, 4 jun. 2021. Disponível em: https://www.uol.com.br/universa/noticias/redacao/2021/06/04/porno-feminista.htm. Acesso em: 20 jun. 2021.

BRASIL. Boletim Epidemiológico Sífilis. Secretaria de Vigilância em Saúde. Ministéro da Saúde, número especial, out. 2019.

BRIDGES, Ana J. et al. Aggression and sexual behavior in best-selling pornography videos: A content analysis update. Violence against women, v. 16, n. 10, p. 1065-1085, 2010.

BROCHMANN, N. D.; DAHL, E. S. Viva a vagina: tudo que você sempre quis saber. São Paulo: Paralela, 2017.

CATHARINE MacKinnon sobre Pornografia (legendado PT-BR). [S.l.], 2018. 1 vídeo (18m25s). Publicado pelo canal Feminismo com Classe. Disponível em: https://www.youtube.com/watch?v=JaS6aSTtrgk. Acesso em: 13 maio 2021.

CHILDHOOD. Educação sexual para a prevenção do abuso sexual de crianças e adolescentes. 26 ago. 2018. Disponível em: https://childhood.org.br/educacao-sexual-para-a-prevencao-do-abuso-sexual-de-criancas-e-adolescentes. Acesso em: 24 abr. 2021.

COULANGES, F. A Cidade Antiga. Tradução de Aurélio Barroso Rebello e Laura Alves. Rio de Janeiro: Ediouro, 2004.

DAMASCENO, J. O corpo do outro: construções raciais e imagens de controle do corpo feminino negro: o caso da Vênus Hotentote. In: SEMINÁRIO INTERNACIONAL FAZENDO GÊNERO, 8., Florianópolis. Anais [...]. Florianópolis: UFSC, 2008.

DEL PRIORE, M. Histórias e conversas de mulher. São Paulo: Planeta, 2014.

DESPENTES, V. Teoria King Kong. Tradução de Márcia Bechara. São Paulo: n-1 edições, 2016.

DINES, G. Pornland: how porn has hijacked our sexuality. Boston: Beacon Press, 2010.

DOVE. A real verdade sobre beleza. 2. ed. 2013. Disponível em: https://www.dove.com/br/historias-Dove/sobre-Dove/our-research.html. Acesso em: 7 jun. 2021.

EATING RECOVERY CENTER. Body neutrality, not body

positivity, may be the best way to fight unsustainable beauty ideals. Here's how to channel it. 1 Set. 2020. Disponível em: https://www.eatingrecoverycenter.com/article/body-neutrality-not-body-positivity-may-be-best-way-fight-unsustainable-beauty-ideals-heres. Acesso em: 26 abr. 2021.

ENGELS, F. A origem da família, da propriedade privada e do Estado. 10. ed. Rio de Janeiro: Civilização Brasileira, 1985.

ESCRITÓRIO DAS NAÇÕES UNIDAS SOBRE DROGAS E CRIME OU GABINETE DAS NAÇÕES UNIDAS. Quase um terço do total de vítimas de tráfico de pessoas no mundo são crianças, segundo informações do Relatório Global sobre Tráfico de Pessoas 2016. 17 mar. 2017. Disponível em: https://www.unodc.org/lpo-brazil/pt/frontpage/2017/03/quase-um-terco-do-total-de-vitimas-de-trafico-de-pessoas-no-mundo-sao-criancas-segundo-informacoes-do-relatorio-global-sobre-trafico-de-pessoas.html. Acesso em: 9 abr. 2021.

FABOZZI, R. A indústria do sexo em 2021: preocupações e motivos de orgulho. Gazeta Vargas, 2021. Disponível em: https://www.gazetavargasfgv.com/post/a-ind%C3%BAstria-do-sexo-em-2021-preocupa%-C3%A7%C3%B5es-e-motivos-de-orgulho. Acesso em: 10 maio 2021.

FIGHT THE NEW DRUG. Disponível em: https://fightthenewdrug.org/. Acesso em: 20 jun. 2021.

FOUCAULT. M. História da sexualidade: vontade de saber. 3. ed. Rio de Janeiro: Graal, 1980. V. 1.

FREDERICK. D. A. et al. Differences in orgasm frequency among gay, lesbian, bisexual, and heterosexual men and women in a U.S. National Sample. Archives of Sexual Behavior, v. 47, p. 273-288, 2018. Disponível em: https://link.springer.com/article/10.1007/s10508-017-0939-z. Acesso em: 5 maio 2021.

FREUD, S. Três Ensaios sobre as teorias da sexualidade. In: Obras psicológicas completas de Sigmund Freud. Rio de Janeiro: Imago, 1976.

FRIEDAN, B. A mística feminina. São Paulo: Rosa dos Tempos, 2020.

HARRIS, E. A. et al. beliefs about gender predict faking orgasm in heterosexual women. Archives of Sexual Behavior, v. 48, p. 2419-2433, 2019. Disponível em: https://link.springer.com/article/10.1007/s10508-019-01510-2. Acesso em: 10 maio 2021.

HITE, Shere. The Hite report: A nationwide study of female sexuality. Nova York: Seven Stories Press, 2004.

INSTITUTO BRASILEIRO DE GEOGRAFIA. Pessoas com deficiência. Disponível em: https://educa.ibge.gov.br/jovens/conheca-o-brasil/populacao/20551-pessoas-com-deficiencia.html. Acesso em: 03 maio 2021.

INSTITUTO MARIA DA PENHA. Tipos de violência. 2021. Disponível em: https://www.institutomariadapenha.org.br/lei-11340/tipos-de-violencia.html. Acesso em: 16 jun. 2021.

ITO. C. Dá para ser feminista e assistir pornografia? Revista Trip, 24 jun. 2020. Disponível em: https://revistatrip.uol.com.br/tpm/da-para-ser-feminista-e-assistir-pornografia. Acesso em: 19 jun. 2021.

KAHR, B. Who's been sleeping in your head: the secret world of sexual fantasies. Nova York: Basic Books, 2008.

KNIBIEHLER, Y. História da virgindade. São Paulo: Contexto, 2016.

KRAMER, H.; SPRENGER, J. Martelo das feiticeiras: malleus maleficarum. Tradução de Paulo Fróes. São Paulo: Rosa dos Tempos, 2020.

LEHMILLER, J. Tell me what you want: the science of sexual desire and how it can help you improve your sex life. Boston: Da Capo Lifelong Books, 2018.

LINS, Regina Navarro. O livro do amor: do iluminismo à atualidade, v. 2. Rio de Janeiro: Best Seller, 2012.

LORDE, A. Sister outsider: essays andspeeches. New York: The Crossing Press Feminist Series, 1984. p. 53-59.

MCCALL, Katie; MESTON, Cindy. Cues resulting in desire for sexual activity in women. The journal of sexual medicine, v. 3, n. 5, p. 838, 2006.

MASTERS, W. H.; JOHSON, V. E. Human sexual response. Ishi Press, 2010.

MCCALL, K.; MESTON, C. Cues resulting in desire for sexual activity in women. J Sex Med., v. 3, n. 5, p. 838-852, 2006.

MURARO, C. 22 milhões de brasileiros assumem consumir pornografia e 76% são homens, diz pesquisa. Portal G1, 17 maio 2018. Disponível em: https://g1.globo.com/pop-arte/noticia/22-milhoes-de-brasileiros-assumem-consumir-pornografia-e-76-sao-homens-diz-pesquisa.ghtml. Acesso em: 15 maio 2021.

NAGOSKI, E. Come as you are: the surprising new science that will transform your sex life. Nova York: Simon & Schuster, 2015.

NÃO MONO EM FOCO. Disponível em: https://medium.com/@naomonoemfoco. Acesso em: 13 jun. 2021.

NAVARRO, R. Novas formas de amar. São Paulo: Planeta, 2017.

NICHOLSON, L. (ed.). The second wave: a reader in feminist theory. New York; London: Routledge, 1997.

OLSON. R.; MORENO, C. G. Virginity testing: a systematic review. Reproductive Health, v. 14, 2017. Disponível em: https://reproductive-health-journal.biomedcentral.com/articles/10.1186/s12978-017-0319-0. Acesso em: 28 abr. 2021.

ORGANIZAÇÃO DAS NAÇÕES UNIDAS PARA A EDUCAÇÃO, A CIÊNCIA E A CULTURA. Orientações técnicas de educação em sexualidade para o cenário brasileiro. Brasília, DF: Unesco, 2013. Disponível em: http://www.unesco.org/new/fileadmin/MULTIMEDIA/FIELD/Brasilia/pdf/Orientacoes_educacao_sexualidade_Brasil_preliminar_pt_2013.pdf. Acesso em: 18 mar. 2021.

PACHECO, A. C. L. Mulher negra: afetividade e solidão. Salvador: Edufba, 2013.

PERROT, M. Minha história das mulheres. 2. ed. São Paulo: Contexto, 2016.

PESQUISADORA contextualiza a cultura do estupro no Brasil. [S.l.], 2016. 1 vídeo (27m52s). Publicado pelo canal TV Senado. Disponível em: https://www.youtube.com/watch?v=hJoLVY1p3cY. Acesso em: 13 maio 2021.

PLANNED PARENTHOOD. Sexual consent. 2021. Disponível em: https://www.plannedparenthood.org/learn/relationships/sexual-consent. Acesso em: 7 jun. 2021.

POLITIZE! Como assim, cultura do estupro? 16 jun. 2016. Disponível em: https://www.politize.com.br/cultura-do--estupro-como-assim/. Acesso em: 01 maio 2021.

PORTAL G1. Em site pornô, 'Novinha' foi um dos termos mais buscados por brasileiros. 20 dez. 2013. Disponível em: http://g1.globo.com/tecnologia/noticia/2013/12/em-site-porno-novinha-foi-um-dos-termos-mais-buscados-por-brasileiros.html. Acesso em: 18 maio 2021.

PRAZERELA. Dificuldade para gozar: por que essa é uma tarefa quase impossível para algumas mulheres? 26 ago. 2020. Disponível em: https://prazerela.com.br/dificuldade-para-gozar/. Acesso em: 15 jun. 2021.

RAIZ, F. O que é consentimento? QG Feminista, 2020. Disponível em: https://qgfeminista.org/o-que-e-consentimento/. Acesso em: 28 maio 2021.

RAPAPORT, Lisa. Sex is no fun when you think your partner is a perfectionist. Reuters Health: abr. 2013. Disponível em: https://www.reuters.com/article/us-health-sexuality-perfectionism-idUSKCN0XA2LU. Acesso em: 2 fev. 2021.

REUD, S.; BREUER, J. Estudos sobre a histeria. In: FREUD, S. Obras Completas. Rio de Janeiro: Imago, 1996. p. 9-16. v. 2

RIBEIRO, D. Pornografia move uma indústria bilionária que consegue ser invisível. Folha de São Paulo, 2020.

Disponível em: https://www1.folha.uol.com.br/colunas/djamila-ribeiro/2020/10/pornografia-move-uma-industria-bilionaria-que-consegue-ser-invisivel.shtml. Acesso em: 20 jun. 2021.

RIBEIRO, D. Quem tem medo do feminismo negro? São Paulo: Companhia das Letras, 2018.

RIBEIRO, R. D. S. Discurso de ódio, violência de gênero e pornografia: entre a liberdade de expressão e a igualdade. 2015. 180p. Dissertação (Mestrado em Direito Constitucional) – Universidade Federal Fluminense, Niterói, 2015.

ROSENBERG, M. B. Comunicação não-violenta: técnicas para aprimorar relacionamentos pessoais e profissionais. São Paulo: Ágora, 2006.

SOCIEDADE BRASILEIRA DE CIRURGIA PLÁSTICA. Aumenta número de procedimentos estéticos na região íntima: jul. 2020. Disponível em: https://www.sbd-sp.org.br/geral/aumenta-numero-de-procedimentos-esteticos-na--regiao-intima/. Acesso em: 2 fev. 2021.

SOUZA, F. R. Estupro marital: conjunção carnal forçada. Jus.com.br, maio 2019. Disponível em: https://jus.com.br/artigos/73778/estupro-marital-conjuncao-carnal-forcada. Acesso em: 22 abr. 2021.

STONEHOUSE, Rachel. Os polêmicos testes de virgindade e kits de 'reparo de hímen' vendidos no Reino Unido. O Globo: Ciência e saúde, BBC, nov./2020.

TOLEDO, M. T. Uma discussão sobre o ideal de amor romântico na contemporaneidade: do Romantismo aos padrões da Cultura de Massa. Revista Eletrônica do Programa de Pós-Graduação em Mídia e Cotidiano, n. 2, p. 303-320, 2013.

MORAES, Madson De. E a pílula masculina, cadê?. Tpm, jun./2017.

VOLTOLINI, R. E no Brasil? Lista com termos mais buscados por país no PornHub é divulgada. Tecmundo, 01 out. 2015. Disponível em: https://www.tecmundo.com.br/internet/87350-brasil-lista-termos-buscados-pais-no-pornhub-divulgada.htm. Acesso em: 18 maio 2021.

WORLD HEALTH ORGANIZATION. Eliminating virginity testing: an interagency statement. World Health Organization, 2018.

WORLD HEALTH ORGANIZATION. Sexual and reproductive health. Disponível em: https://www.euro.who.int/en/health-topics/Life-stages/sexual-and-reproductive--health/news/news/2011/06/sexual-health-throughout--life/definition. Acesso em: 20 fev. 2021.

Este livro foi publicado em julho de 2021, pela Editora Nacional, impresso pela Gráfica Impress.